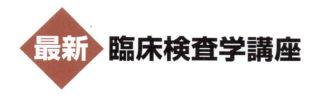
最新 臨床検査学講座

医用工学概論

編集
嶋津秀昭
中島章夫

医歯薬出版株式会社

「最新臨床検査学講座」の刊行にあたって

　1958年に衛生検査技師法が制定され，その教育の場からの強い要望に応えて刊行されたのが「衛生検査技術講座」であります．その後，法改正およびカリキュラム改正などに伴い，「臨床検査講座」(1972)，さらに「新編臨床検査講座」(1987)，「新訂臨床検査講座」(1996) と，その内容とかたちを変えながら改訂・増刷を重ねてまいりました．

　2000年4月より，新しいカリキュラムのもとで，新しい臨床検査技師教育が行われることとなり，その眼目である"大綱化"によって，各学校での弾力的な運用が要求され，またそれが可能となりました．「基礎分野」「専門基礎分野」「専門分野」という教育内容とその目標とするところは，従前とかなり異なったものになりました．そこで弊社では，この機に「臨床検査学講座」を刊行することといたしました．臨床検査技師という医療職の重要性がますます高まるなかで，"技術"の修得とそれを応用する力の醸成，および"学"としての構築を目指して，教育内容に沿ったかたちで有機的な講義が行えるよう留意いたしました．

　その後，ガイドラインが改定されればその内容を取り込みながら版を重ねてまいりましたが，2013年に「国家試験出題基準平成27年版」が発表されたことにあわせて紙面を刷新した「最新臨床検査学講座」を刊行することといたしました．新シリーズ刊行にあたりましては，臨床検査学および臨床検査技師教育に造詣の深い山藤　賢先生，高木　康先生，奈良信雄先生，三村邦裕先生，和田隆志先生を編集顧問に迎え，シリーズ全体の構想と編集方針の策定にご協力いただきました．各巻の編者，執筆者にはこれまでの「臨床検査学講座」の構成・内容を踏襲しつつ，最近の医学医療，臨床検査の進歩を取り入れることをお願いしました．

　本シリーズが国家試験出題の基本図書として，多くの学校で採用されてきました実績に鑑みまして，ガイドライン項目はかならず包含し，国家試験受験の知識を安心して習得できることを企図しました．国家試験に必要な知識は本文に，プラスアルファの内容は側柱で紹介しています．また，読者の方々に理解されやすい，より使いやすい，より見やすい教科書となるような紙面構成を目指しました．本「最新臨床検査学講座」により臨床検査技師として習得しておくべき知識を，確実に，効率的に獲得することに寄与できましたら本シリーズの目的が達せられたと考えます．

　各巻テキストにつきまして，多くの方がたからのご意見，ご叱正を賜れば幸甚に存じます．

2015年春

医歯薬出版株式会社

序

　臨床検査技師国家試験制度が始まって，すでに 60 年以上が経過している．この間の科学技術の進歩は，年を追うごとにますます勢いを増しているようにも思える．臨床検査技師の業務はさまざまな領域で次々と新しい機器が導入された結果，時代とともに大きく変貌してきた．

　本書は「医用電子工学概論」からスタートし，その後「医用工学概論」と名称が変更された．この教科では，臨床検査技師に求められる理工学的な知識が扱われる．当初は主に電気的な知識が要求されていたが，より幅広い分野に対する教育上の必要性が生じたため，教科の名称と内容に変更が加えられた．この分野における教育の目的は「臨床検査領域における理工学的計測技術を中心に学ぶ」ことにある．臨床検査技師を目指す学生は，高等学校で理科系の勉強を経験しており，多くは化学や生物を選択しているが，医用工学では主として物理的な内容を基本とした項目が取り扱われている．苦手な人も少なくない物理学の分野であり，また教育内容は非常に多岐にわたるので，前版の教科書では定められた時間では十分に講義できないなどの指摘もあった．

　このような観点から，改訂新版である「最新臨床検査学講座　医用工学概論」では，物理学を苦手にしている学生を念頭に学習内容を見直して，できるだけ負担を減らすことを主な目的とした．本書は大綱化された指導要領にしたがって，医用生体工学の概要，電気・電子の基礎，電子回路，記録と表示，生体物性，生体計測，通信・情報処理，個別の医用機器および安全対策について解説している．できるだけ新しい内容になるように努めると同時に，関連する事項を絞ってていねいに説明し，しっかりと理解できるように記述したつもりである．

　学ぶべき内容が豊富なうえ，一つ一つの理解に理工学的な知識が要求されるため，簡潔化したとはいえまだまだ簡単な教科書とはなっていないかもしれない．しかし，臨床検査に利用される機器の多くは理工学に裏付けされた技術の成果である．機器を正しく，また安全に使用するためには，原理や仕組み，取り扱いなどをしっかりと理解しなくてはならない．その基本となる医用工学は，実際には検査を支える重要な科目である．

　本書を通じて医用工学の基礎知識を習得し，また医学と工学のかかわりを理解することを学んで，しっかりとした土台を築いてほしい．本書による学習が，技術革新の結果として今後も次々と開発されるであろう新しい医用機器への対応に役立つことを信じている．

2018 年 2 月

嶋津秀昭

●**編　集**（50音順）　　嶋津　秀昭　北陸大学教授（医療保健学部医療技術学科）

　　　　　　　　　　　中島　章夫　杏林大学教授（保健学部臨床工学科）

●**執筆者**（50音順）　　石山　陽事　元つくば国際大学教授（医療保健学部臨床検査学科・医療技術学科）

　　　　　　　　　　　嶋津　秀昭　（前掲）

　　　　　　　　　　　中島　章夫　（前掲）

　　　　　　　　　　　野島　一雄　元愛媛県立医療技術大学准教授（保健科学部臨床検査学科基礎検査学講座）

最新臨床検査学講座
医用工学概論
CONTENTS

第1章 医用工学の概要 …………… 1

Ⅰ 臨床検査における医用工学の役割 …… 1
1 工学と医学 ……………………… 1
2 医療機器・システムの進歩 ……… 2

Ⅱ 臨床検査の客観性と信頼性 ………… 2
1 生体現象の特徴 ………………… 2
2 生体計測の特徴 ………………… 2
3 生体計測の方法 ………………… 3
4 安全な検査の実現 ……………… 3

Ⅲ 臨床検査の展望 …………………… 3
1 先端的臨床検査の条件 ………… 3
2 種々の先端応用検査支援技術 ……… 4
　1）検査機器の進歩　4
　2）生体内可視化技術の充実　4
　3）通信技術による検査支援　4
　4）医療情報システム　5

第2章 臨床検査と生体物性 ……… 7

Ⅰ 生体の物理的特異性 ……………… 7
1 生体物性とは ……………………… 7
2 生体組織固有の特異的な性質 ……… 8
　1）異方性　8
　2）非線形性　8
　3）周波数依存性　8
　4）温度依存性　9
　5）経時変化　9
3 物質としての生体の構成 ………… 9

Ⅱ 生体物性の基礎 …………………… 11
1 生体の電気的性質 ……………… 11
　1）生体の受動的な電気物性　11
　2）細胞の受動的な電気的性質　12
　3）生体の能動的な電気物性　12
　4）電撃と生体物性　13
2 生体の機械的性質 ……………… 13

　1）力と応力　13
　2）弾性率　15
　3）生体物質の力学的物性　15
　4）粘弾性特性　15
3 生体の超音波に対する性質 ……… 16
　1）超音波の音響特性　16
　2）超音波の生体作用　19
4 生体の熱に対する性質 …………… 19
　1）発熱と作用エネルギー　20
　2）熱の移動　21
5 生体の光に対する性質 …………… 21
　1）眼球の光学的性質　22
　2）皮膚や組織の光学特性　22
　3）血液の光学特性　23
　4）太陽光に対する光学特性　23
6 生体の磁気，電磁波に対する性質 …… 24
　1）静的な磁界に対する性質　24
　2）低周波磁界に対する性質　25
　3）高周波磁界に対する性質　25
　4）生体から発生する磁界　26
　5）生体内に混入した磁性体による磁場　27
7 生体の放射線に対する性質 ……… 27
　1）放射線の生体作用　27
　2）放射線量を示す単位　29

第3章 電気・電子工学の基礎 …… 31

Ⅰ 電気回路の基礎 …………………… 31
1 身の回りの電気現象 …………… 31
2 静電気と電荷 …………………… 32
3 電圧・電流と抵抗の概念 ………… 32
4 オームの法則 …………………… 35
5 キルヒホッフの法則 …………… 39
　1）第一法則（電流則）　39
　2）第二法則（電圧則）　40

ix

6 ブリッジ回路（未知抵抗の測定）········ 40

Ⅱ 直流回路の性質と用途·················· 41
1 抵抗と抵抗率·························· 41
2 ジュールの法則······················ 42
3 電気エネルギーと電力量·············· 42
4 電力の概念·························· 43

Ⅲ 交流回路の性質と用途·················· 43
1 直流と交流の違い···················· 43
2 交流回路の基本的性質················ 44
3 交流回路における受動素子（R, C, L）
  の基本的性質······················ 48
  1）抵抗の働き 48
  2）インダクタ（コイル）の働き 49
  3）キャパシタ（コンデンサ）の働き 51
4 RLC 直列回路と共振特性·············· 51

Ⅳ 過渡現象と時定数······················ 56
1 過渡現象と時定数···················· 56
2 RC 直列回路の過渡現象·············· 57

Ⅴ 半導体の性質と用途···················· 59
1 半導体の特徴························ 59
2 n 型半導体と p 型半導体·············· 62
3 ダイオード，トランジスタ，FET の基本
  的性質···························· 63
  1）ダイオードの基本的性質 63
  2）トランジスタ（バイポーラトランジス
    タ）の基本的性質 65
  3）FET の基本的性質 66

第4章 医用電子回路·················· 69

Ⅰ アナログ回路·························· 69
1 電源回路···························· 70
  1）整流回路 70
  2）平滑回路 71
  3）リップル率 72
2 増幅回路···························· 73
  1）増幅器とは 73
  2）増幅度と利得 73
  3）トランジスタを用いた増幅回路 75

  4）オペアンプを用いた増幅回路 76
  5）差動増幅回路 80
  6）増幅回路の周波数特性と時定数 81
3 フィルタ回路························ 83

Ⅱ デジタル回路·························· 84
1 論理回路の基礎······················ 84
  1）論理代数 84
  2）論理ゲート（論理回路） 85
2 パルス発振回路······················ 88
3 AD・DA 変換························ 89
  1）AD 変換 90
  2）DA 変換 91

Ⅲ 通信の基礎·························· 92
1 変調・復調の概念···················· 92
2 アナログ変調························ 93
3 デジタル変調························ 94

第5章 生体情報の収集··············· 97

Ⅰ 生体情報の種類と検出に必要な条件· 97
1 生体情報の種類······················ 97
2 生体情報収集のための必要条件·········· 97
3 生体情報検出用トランスデューサと生体
  計測装置の基本構成·················· 97

Ⅱ センサ・トランスデューサの原理と構
造·································· 99
1 生体電気現象と体積（容積）導体の関係
  ································ 99
2 生体電気導出法と電極の種類·········· 99
3 検出電極の電極電位と分極電圧········ 100
  1）電極電位 100
  2）分極電圧 100
4 不分極電極························ 103
  1）生体電気現象検出のための不分極電極
    103
  2）生体電気現象としての磁場計測 104
5 トランスデューサ（変換器）に対する要
  求事項···························· 105
  1）周波数特性 105

2）直線性と動作範囲　106
3）トランスデューサにかかわる誤差　106
6　物理量センサ・トランスデューサ……107
1）変位・圧力トランスデューサ　107
2）振動・音響トランスデューサ　112
3）流速・流量トランスデューサ　115
4）熱・温度トランスデューサ　119
5）光電変換素子トランスデューサ　121
7　化学量センサ・トランスデューサ……125
1）血液ガス分析に用いる電極センサ　125
2）成分ガスセンサ　127
3）化学センサとバイオセンサ　129

Ⅲ　増幅器とのマッチング（インピーダンスマッチング：整合性）………131
1　電圧増幅器への結合条件（整合性）…131
2　電力増幅器への結合条件（整合性）…132

Ⅳ　記録器・表示器の原理と特性………133
1　生体信号記録の周波数応答と記録装置の構成………133
1）生体信号記録の周波数応答　133
2）生体信号記録装置（生体信号検査装置）の構成　133
2　記録器の原理とその適用………134
1）電流計や電圧計の応用　134
2）直記式記録器　134
3　液晶表示器（液晶ディスプレイ装置）の原理とその適用………136
1）液晶表示器の原理　137
2）適用　137
4　医用画像表示の原理と応用………137
1）超音波画像　137
2）磁気共鳴画像（MRI）装置の表示器　139
3）サーモグラフィ装置の表示器　141

第6章　電気的安全対策…………143

Ⅰ　電撃に対する人体反応………143
1　安全限界エネルギー………143
2　マクロショックとミクロショック……144
Ⅱ　電撃の周波数特性………145
1　最小感知電流と周波数特性………145
Ⅲ　医用電気機器の安全基準………146
1　クラス別分類と保護手段………146
2　装着部の形別分類と漏れ電流許容値…147
3　ME機器に関する図記号と表示光（色）………150
4　漏れ電流の測定法………151
1）測定用器具（MD）　151
2）測定用電圧計　152
3）測定用電源ボックス　152
4）漏れ電流および患者測定電流の測定法　152
5）その他の電気的安全測定　153
Ⅳ　病院電気設備の安全基準………154
1　医用接地方式………155
1）保護接地　155
2）等電位接地　157
2　非接地配線方式………158
1）絶縁変圧器　159
2）絶縁監視装置　159
3　非常電源………159
1）一般非常電源　160
2）特別非常電源　161
3）無停電非常電源　161
4　医用室への適用………162

第7章　実習…………163

Ⅰ　はじめに………163
Ⅱ　電気回路実験の一般的な注意………163
1　機器・装置の接地（アース）………163
2　装置の準備………163
3　電源の投入時と切断時の注意………163

4 データの記録と整理 …………… 164	実習5 CR回路の過渡応答特性と周波数特性 …………………………… 175
5 実験終了後の整理 ………………… 164	実習6 オペアンプの基本特性 ……… 177
実習1 実習の準備（工具・テスタの取り扱い方法）…………………… 165	実習7 生体電気信号（心電図）の計測 …………………………………… 179
実習2 オシロスコープとファンクション・ジェネレータの操作（交流信号の測定）……………………… 168	実習8 各種トランスデューサ（変換器）の特性 …………………… 182
実習3 抵抗器とオームの法則 ……… 171	実習9 ME機器の安全対策 ………… 184
実習4 交流特性（CとL）…………… 173	索引 ……………………………………… 187

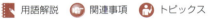 **側注マークの見方**　国家試験に必要な知識は本文に，プラスアルファの内容は側注で紹介しています．

 用語解説　　関連事項　　トピックス

●執筆分担

第1章		嶋津秀昭
第2章		嶋津秀昭
第3章		中島章夫
第4章		中島章夫
第5章		石山陽事
第6章	Ⅰ～Ⅲ	石山陽事
	Ⅳ	中島章夫
第7章	Ⅰ，Ⅱ，実習2, 3, 5, 8	野島一雄
	実習1, 4, 6, 7, 9	中島章夫

第1章 医用工学の概要

I 臨床検査における医用工学の役割

　臨床医学では，検査・診断・治療・予防などにかかわるさまざまな医療行為に多くの医療機器が使われている．高度な機能を備えている医療機器には，機械・電子・情報・制御などの最新の技術が利用されており，学問としての工学は理論的にも技術的にも不可欠なものとなっている．

　医用工学は医学と工学の境界で発展してきた学問領域である．臨床医学とは直接関係しないようにみえるが，これに近い概念として生体の構造や機能を工学的観点から研究する生体工学も新しい学問領域になっている．これには，生体物性工学，医用機械工学，生体計測・制御工学などが含まれる．医用工学，生体工学は総合的に医用生体工学ともよばれる．このような医療環境を背景として，臨床検査分野においても機器の理解や操作運用にあたって医用生体工学を学ぶことが必要となっている．

1 工学と医学

　一般に，工学は物理学や化学といった理学の分野を基礎として，これらの学問的成果を生活に応用するために技術的な体系化を考える学問である．理学や工学を基礎においた理工学は，多くの検査機器，治療機器に新しい方法を提供してきた．同時に，機器の開発だけでなく，生体に対するアプローチにも理工学的な考え方は重要であり，医学の分野でも役立つことが多い．生体でみられる多くの現象では，状態の変化がどのような経緯で生ずるかの因果関係を明確に説明しにくいことがある．生命現象にはさまざまな機構が複雑に関連しているので，従来の医学の分野では，経験的に集積された知識とそれらから推察できる原因と結果の関係から診断や治療が行われてきた．これに対し，工学の分野では，原因と結果の間にある法則をかなり正確に理論づけて説明できる．今日の医学では客観的で定量的な考察が必要であり，正確な検査とこれに基づく生体現象の考察が不可欠である．生体現象のなかには工学的な理論で明快に説明できることも少なくないので，そのような場面では工学的な手法を有効に利用できる．一方で，因果関係が複雑に絡み合っていて単純な方程式では十分説明できないことも多い．このため，単純に結果を導くことのできない問題の解決に向けて，理論化の精密さの追求とこれに対応できるコンピュータ解析・知的作業のできる技術などを支える計測制御システムの研究が進んでいる．

2 医療機器・システムの進歩

　臨床検査の領域では，測定技術とコンピュータの進歩により，測定の自動化と検査情報の自動処理が可能なシステムが飛躍的なスピードで次々と開発されている．なかでも，患者にできるだけ負担をかけず検査を行う方法や装置の開発と，検査結果を効果的に医療に活用するための分析・データ処理法などに大きな進歩があった．これらは臨床検査および医療全体の質の向上に大いに貢献している．コンピュータによって行われる機器の操作とデータ取得，分析や記録だけでなく，機器の稼働状況や測定結果の表示なども含めた高度な処理が容易に実現できるようになってきた．このような現状を背景として，医療の全職種で検査，診断，治療など臨床医学における機器の開発，技術を学ぶだけでなく，計測（検査）結果をふまえて生体諸現象を理解する方法などについて学ぶことも重要な課題となっている．

Ⅱ 臨床検査の客観性と信頼性

1 生体現象の特徴

　生体では構成要素となる物質がそれぞれ特徴的な構造や働きをもっていて，簡単な物理法則だけでは理解しにくいことが非常に多い．これらの働きは，細胞内の染色体に存在する遺伝子情報と関係し，遺伝子情報の発現や，免疫，ホルモンなどの情報の識別・伝達の機構を明確にしておかなければ，生体機能の全体的な状態を正確に把握することは不可能である．しかし一方で，個別の要素についての詳細が明確でなくても，生体をある程度“まとまり”のある機構としてみることも必要である．個体に生じたさまざまな変化を細胞，組織，臓器などの階層別にとらえて，それぞれの物性的，機能的な変化として観察し，これら個別の変化が全体に及ぼす影響の大きさを考察するなど，多面的な解釈方法を考えなくてはならない．

2 生体計測の特徴

　生体現象を対象として臨床医学に用いられる計測のことを臨床検査とよぶ．計測によって得られたデータから測定対象の異常な状態を発見し，対象の異常をさまざまな医療行為によって制御し，修正を試みる．このため，生体計測の対象は個体全体の機能から臓器，組織，分子レベルにいたるさまざまな階層にわたり，それぞれに適合した方法・手段を使って，可能なかぎり定量的な計測（検査）が行われる．

　生体計測の技術には現在でも不完全なものが少なくない．たとえば，侵襲的な方法によって行う検査は，本来の生体に状態変化を与えるので必ずしも好ましい方法とはいえない．この観点から，医用の分野における検査では生体を傷つけず，少ない量の検体で測定が行えるよう，目的に適合する新しい物理・化学センサが開発されている．

計測のために用いられるシステムには，信号検出のためのセンサ・トランスデューサに加え，信号処理を円滑に行うための増幅・演算などが必要である．さらに，データの記録やこれらの結果を解釈・判断する機構も必要である．現在，医療で用いられる多くの計測機器はコンピュータ（演算処理装置）を用いた総合的なシステムとして設計されている．

3　生体計測の方法

生体計測は大別して，外部に現れた生体諸量を測定して生理学的知見などに照らして内部の状態を把握する方法と，外部からさまざまな物理的エネルギーを加えて，生体内における物理・化学的な反応から内部状態を把握する方法がある．臨床検査における心電図や脳波検査は，生体電気現象を体表から直接計測している．これとは別に，超音波検査などでは外部から超音波を照射してその反射波により生体内部を観察している．各種の検体検査では対象の抽出に適した物理・化学的手段を用いて検査が行われる．

検査を行う際，最も重要なことは客観性と信頼性であり，信頼性を保証するための再現性が要求される．再現性とは，同一条件で行われた検査結果が同じ情報を提示することである．

4　安全な検査の実現

高度に発達した技術には，正確に理解せずに運用した場合に予期しなかった問題発生の危険がある．医療機器や検査機器の取り扱いに際しては，知識不足や不注意などによる事故が起こらないようにあらかじめ考えておく必要がある．このため，検査や治療では不用意な誤りをおかさない工夫（フールプルーフ）や，機器に不調があっても危険が拡大することを阻止して安全な方向へ動作（フェイルセーフ）するような設計思想が必要である．また，すべての医療機器は正常な動作時の安全だけでなく，特定の故障における安全性を保証するための基準が定められている．

機器がいかに安全な設計で作られているにせよ，医用機器に対して誤った認識や不適切な取り扱いがあってはならない．安全な運用は，機器に関係する医療職種すべての分野でそれぞれの機器の動作原理や操作の方法などを正確に理解しておくことが必要であることはいうまでもない．

Ⅲ　臨床検査の展望

1　先端的臨床検査の条件

電子機械技術の発達によって多種多様な医療機器と情報処理システムが開発されてきた．これらの新しい装置は，医療現場において高度な検査や治療に貢献するばかりでなく，基礎研究のための重要な情報を提供することになった．特に，計測装置については単なる測定だけでなく，得られたデータに演算など

の処理を施して，その意味を解釈することも可能になった．多くの検査では，データ検出の目的で新しいセンサやトランスデューサが開発され，小型化・高感度化・多重化などの改良が進んでいる．その他にも，高感度イメージセンサや知的機能を備えたセンサなども飛躍的な進歩を遂げている．新しいセンサにはたとえば，生体の分子識別機構をモデルとしたバイオセンサや，金属，セラミック，炭素繊維，半導体などを用いた新素材センサがある．

2　種々の先端応用検査支援技術

1）検査機器の進歩

今後も新しい工学技術を活用した計測制御機器が臨床検査の領域に次々と導入されるだろうことは間違いない．もちろん，検査機器の性能は新素材の開発やこれと関連してセンサやトランスデューサの開発が欠かせないが，そのほかにも下記に示すようなさまざまな技術革新がこれからの臨床検査領域を支えることになる．これらの分野の技術進歩は速いので，臨床検査の将来も大きく変貌することが予想される．

2）生体内可視化技術の充実

身体内部の状態を可視化することは，診断や治療効果の判定にきわめて有用であり，臨床検査の領域でも多くの検査が行われている．超音波を応用した可視化機器として超音波診断装置が有名であるが，核磁気共鳴画像装置（MRI）なども活用されている．また，コンピュータを用いた画像処理技術により，画質が飛躍的に向上している．放射線による画像計測も著しい進歩を遂げていて，X線 CT，エミッション CT，ポジトロン CT などでも，画質向上に加え測定時間の短縮や被曝量の軽減など改良が進んでいる．

現在では，コンピュータの高速化により断層像から三次元構造を合成することも可能となり，組織構造の認識や疾患の発見が容易になってきた．また，診断と同時に治療操作を行うことも可能になりつつある．

MRI：magnetic resonance imaging

3）通信技術による検査支援

近年の通信技術の発展により，医療の場でも遠隔測定や遠隔操作が行われるようになってきた．測定対象に直接接することができない場合や，離れた場所での測定データを必要とする場合にこの技術は欠かせない．通信環境の飛躍的な進歩は，質の高い医用画像の伝送が可能となったばかりでなく，現在では遠隔医療をも可能にしている．

身近にみられる機器でも，患者の集中監視装置，分娩監視装置などは遠隔監視の代表的なものといえる．患者の状態変化だけでなく，使用している医療機器の異常を判定・表示することもできるようになってきている．

4）医療情報システム

　医療の現場では，病院情報システムにより，医療全般にわたる諸情報が統合できるようになってきた．電子カルテはもとより，検査データとの統合，病歴管理，診療支援システムなどは，医療の場における代表的なデータベースシステムである．また，地域医療，救急医療，僻地医療，総合検診，健康管理システム，介護システムなどは，通信ネットワークを活用するシステムとしてすでに実用化が進んでいる．

第**2**章 臨床検査と生体物性

Ⅰ 生体の物理的特異性

1 生体物性とは

　人体に限らず，生物は機能目的をもつ数多くの部分から成り立っている．人がつくったあらゆる道具や機械は，設計者の意図で材料や機構が選択され，全体が形成されている．このため，動作の仕組みや材料のもつ基本的な性質について，あらかじめ十分に検討することができる．これに対して，生体はそのような意図された設計図が明確にならないかぎり，観察し分析することによって，その構成の全体を知ることしかできない．

　生体をまとまりをもつ構造体としてみるとき，材料となる個々の要素についてもその性質を知ることが大切である．臨床的には，組織の病変など体の状態変化が材料の性質や状態の変化として診断や治療の重要な情報となる．一方，医用工学としての見地から，生体の機能や状態を計測したり，さまざまなエネルギーを生体に作用させたりするためには，これらの物理的な作用に対する生体組織の性質や反応を十分に把握しておくことが必要となる．

　表2-1に，医用機器で使われるさまざまなエネルギーと関連した計測・治療機器を示す．

　物質の性質は，物理的な概念だけでなく，構造や成分などの化学的な性質を含めて，物性という用語で定義されている．生体物性もこれと同様に定義することができる．

　生体物性とは，生体を構成するさまざまな物質の性質のことをいう．しかし，生体はいくつかの材料が単純に構成されているわけではないので，その性

表2-1 生体に作用するエネルギーとそれに関連した医用機器や技術

エネルギーの種類	関連する機器，技術
電気（低周波電流）	生体電気計測，インピーダンス計測，電気刺激，除細動装置
電磁界（高周波電流）	MRI，医用テレメトリ，電気メス，ハイパーサーミア
機械的エネルギー	血圧測定，各種圧力測定，人工関節，矯正技法
音波，超音波	超音波診断装置，オージオメトリ，心音計
熱	サーモグラフィ，体温測定，ハイパーサーミア
光	容積脈波計，パルスオキシメータ，眼科検査機器，光線療法
放射線	X線CT，ポジトロンCT，ガンマカメラ，放射線治療

Ⅰ 生体の物理的特異性 7

表 2-2　物性値に現れる生体固有の特異性

異方性	同一組織でも方向によって物性値に差がある
非線形性	エネルギーに対する反応が単純な比例関係で表せない
周波数依存性	電流や振動などの周波数によって物性値が変化する
温度依存性	温度によって物性値に差がある
経時変化	検体などを採取したあとに時間の経過につれて物性値が変化する

質を説明するためには，材料としての構成をどのレベルで考えるかによって，物性が異なることがある．このため，骨格や臓器，神経などを巨視的な部分としての性質を表現する場合と，これらを形づくっている細胞，さらにこれを形成する分子，原子，イオンなど，各階層に分けてその性質を説明することが必要となる．通常，これら各レベルにおける物質的な性質や生物的な性質を統一的に表現することは困難である．一般には，さまざまな状況に応じて，それぞれの場合における材料としての性質が説明される．生体の物性は定量的な数値として把握することができるが，**物性値は条件によって異なる性質を示すことが多い．表 2-2** は，生体物性に認められる固有の特異性である．

　生体物性を理解するためには，生命体としての生体の性質と，それを構成する材料それ自体の物理的な性質の両者の知識が必要となる．生体物性はさまざまな物理量に対する生体の性質を示すものであり，電気（低周波電流），電磁界（高周波電流，電波など），磁気，機械，流体，熱，光，放射線などのエネルギーに対する性質として表現される．

2　生体組織固有の特異的な性質

1）異方性

　生体組織はどのレベルにおいても一様な物質で構成されているわけではない．機能目的に応じて構造的な方向性をもっているので，測定される方向により物性値が異なる．電気的，機械的な性質にこの特徴が強く現れる．

2）非線形性

　線形とは比例関係を意味する．オームの法則，弾性率など，物理現象の多くは単純な比例関係で説明される．この場合，物性値は比例定数として定義されることが多い．たとえば，オームの法則では抵抗値がこれにあたる．しかし生体物質では，抵抗率や弾性率などを一般的な一定の値として定めることが困難であり，条件によって値が変化する．これを**非線形現象**といい，その数値の取り扱いには注意が必要である．

3）周波数依存性

　生体への電気的，機械的なエネルギーに対する応答は，与えるエネルギーの周波数によって変化する．この性質は，考える系を線形とみなした条件下でも

成立する．たとえば，生体の単純な電気的等価回路として，基本的な電気部品の組み合わせで組織の特性を表現するだけでも**周波数特性**が現れる．機械的な力に対しては，バネのように働く弾性要素と流体的な性質を考えた粘性要素の組み合わせにより，力の与え方の周波数に依存した変形を示す．

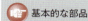

基本的な部品
受動的に働く基本的な電気部品には抵抗，コンデンサ，コイルなどがある（電気回路の頁参照）．

4）温度依存性

生体へのエネルギー作用には，生体内部での化学的な変化が強く作用する．通常の恒温動物の生体内部では温度環境が一定になるように保たれているが，物質として生体材料を調べる場合には，温度によって物性値が変化することを知らなくてはならない．このような性質を**温度依存性**という．材料自体の温度依存性に加え，血流や代謝など生体そのものが体温によって状態が変化するため，組織や臓器での温度依存性はさらに大きくなる．

5）経時変化

生体はその活動条件が時間によって変化しており，結果として，計測される物性値も時間により変化を受ける．さらに，生体から採取された検体についてもその扱いによっては時間による変性を生じる．したがって，測定対象となる物質の性質を調べるためには，採取時の状態を保存するための処置が必要となる．

3　物質としての生体の構成

生体とは生きている生物の体のことをいうが，ここでは人体の意味で用いる．人体はその大部分が水であり，全体として約30種類の元素からなる．水が約60％，蛋白質が20％，さらに脂肪，炭水化物などで構成されている．

体は各成分が意味をもって，秩序正しく組み立てられている．1つの**個体**は**器官**あるいは**臓器**の集合体であり，組織，細胞，分子，原子という階層的な構造をなしている（**図2-1**）．物性的には，生体に作用するエネルギーのもつ物理的な性質によって，ある作用が生体のどの階層の性質と関係するかを区別して考える必要がある．

生命体としての生体の単位を細胞とするならば，組織は細胞の集合体である．人体を構成する細胞は形態的にも化学的組成からも多くの種類があり，大きさも5〜200 μm 程度までさまざまである．

細胞の表面は厚さ 7.5 nm 程度の**細胞膜**でおおわれ，内側には**細胞内液**と小胞体，ゴルジ装置，ミトコンドリアなどの微小な構造体が存在する．**細胞膜**は主として**蛋白質**と**脂質**からなり，他の細胞や周囲の組織と密着している．細胞膜の内側には基底層といわれる表層があり，細胞自身の機械的な構造を保っている（**図2-2**）．

組織は単なる細胞の集合体ではなく，意味をもった結合体である．皮膚や消化管，気道など，体の外部と直接接触する部分は**上皮組織**とよばれ，細胞は隙

I　生体の物理的特異性　9

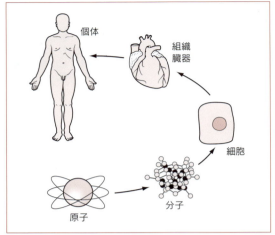

図2-1 生体組織の構成と階層

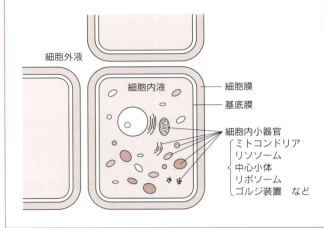

図2-2 細胞の構造

間なく並んで体の内部の環境を外部から遮断する役割を果たす．上皮は，水や電解質のような生体を構成する成分はもちろん，温度，光，電気など，各種のエネルギーを容易に内部へ伝えることのないよう，防御壁として働いている．このため，生体に対するエネルギーの性質を考える場合，これらが皮膚などの上皮組織を介した作用であるのか，内部組織のみに作用するものなのかを区別しなくてはならない．

体内では，多くの組織，臓器が**結合組織**によってつながっている．結合組織の存在によって体の動きや外力に対する変形の自由度，方向性などに限界があり，外力がなくなれば元の形状に復元する．生体の物性値は一般に方向によりその値が異なる（異方性をもつ）ことが多い．これは主として結合組織および組織の構造による．

骨は体全体の構造の基となる．骨ではカルシウムやリン酸などの基質といわれる構造の内部に細胞が散在している．骨は他の生体組織と組成や生体物性が大きく異なるので，体の部分を物性的に取り扱うときは骨の有無を考慮することが必要となる．また，**筋**や**神経**は他の組織と異なり，**興奮性組織**とよばれ，細胞自身が能動的に収縮したり，神経インパルスの伝達や統合という作用をもっている．これらの組織では，電気的な物性値の評価に際して，**能動的な性質**と**受動的な性質**とを区別して理解しなければならない．さらに，血管や消化管などの多くの臓器の構造の一部には筋組織が存在し，これらの臓器については筋の収縮の程度などが組織全体の物性値を左右するので，実験的にも臨床的にも測定に際して注意が必要である．

ヒトに限らず，多細胞動物は細胞の内部，外部いずれも液体で満たされている．体液は，血液，間質液などの**細胞外液**と**細胞内液**とに分けられるが，細胞成分以外は主に**水**と各種の**電解質**からなる．体液は存在する部位により異なった成分をもっている．特に，組織や臓器を流れる血液は物性的にほぼ水の性質

に近いが，臓器ごとに含まれる血液量などを考慮して全体の物性値を考える必要がある．

Ⅱ 生体物性の基礎

1 生体の電気的性質

生体組織の電気的な性質は，対象となる組織が電気的に受動的であるか能動的であるかに分けて考えなくてはならない．受動的な性質では，生体を一般の物質とみなして，その性質を評価することができる．筋や神経のように能動的性質をもつものは，作用する電流の大きさについて能動的な活動を引き起こす条件を明確にし，受動的性質と電気刺激の効果としての性質を区別して評価する．

1）生体の受動的な電気物性

物質の電気的性質は，電流の流れやすさを示す**導電率** σ，電場の中に置かれた絶縁体の分極の大きさを示す**誘電率** ε，および電磁気的作用の大きさを示す**透磁率** μ で与えることができる．生体組織での透磁率は真空中とほぼ等しいので，組織は**非磁性体**とみなすことができる．電気の流れを考えるとき，電流が低周波領域であれば組織の導電率に応じて電流が流れるが，高周波では誘電率が問題となる．

生体組織における導電率，および比誘電率（真空と比較した誘電率の大きさ）は，組織の種類や流す電流の周波数に依存する（**表 2-3**）．血液，肝臓，筋組織は含水量が多く，電気の流れやすさ（導電率）も大きくなることがわかる．一方，脂肪組織は含水量が少ないので導電率は低く，電気を流しにくい．電気の流れにくさを示す**抵抗率** ρ（Ω cm）は，導電率 σ の逆数である．低周波領域では，理解を簡単にするために電圧，抵抗，電流の関係を**オームの法則**にあてはめて考えることができる．しかし，厳密に電気物性を考えるときは，組織の構造を考慮した電気的等価回路を構成する必要がある．

> **磁性体**
>
> 磁性体とは磁界の作用によって磁気をおびる性質（磁化）をもつ物質のことで，磁化の大きさは透磁率に比例する（p.24 参照）．

表 2-3　生体組織の導電率，比誘電率

周波数	100 Hz		10 kHz		10 MHz	
臓器・組織	導電率 σ (mS/cm)	比誘電率* ε	導電率 σ (mS/cm)	比誘電率* ε	導電率 σ (mS/cm)	比誘電率* ε
骨格筋	1.1	10^6	1.3	6×10^4	5	1×10^2
脂肪	0.1	10^6	0.3	2×10^4	0.5	4×10
肝臓	1.2	10^6	1.5	6×10^4	4	2×10^2
血液	5	10^6	5	1×10^4	20	1×10^2

*比誘電率は真空の誘電率に対する比．

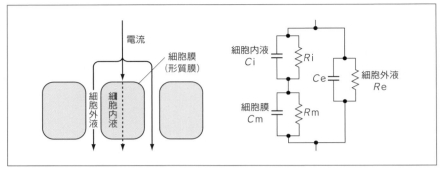

図2-3 細胞の内部，外部の等価的な電気回路

2）細胞の受動的な電気的性質

細胞は，脂質を主とする細胞膜と電解質溶液でつくられている．**細胞膜**は電気的にはほぼ**絶縁物**として考えることができるが，きわめて薄い膜であるので，膜全体はコンデンサと高抵抗の組み合わせとみなせる．一方，細胞内部と外部は電解質溶液で構成されており電気をよく通すので，小さい抵抗素子と容量の小さなコンデンサと考えればよい．数多くの細胞の結合体としての組織，あるいは血液などのように電解質溶液内に多数の細胞が浮遊する場合では，組織全体の電気的物性が細胞群の構造や成分に依存することになる．

図2-3は，細胞の内部，外部を等価的な電気回路に置き換えたものである．コンデンサは周波数に比例して電流を通しやすくなるので，細胞は周波数に応じて電流の流れに対して考慮すべき部分が異なってくる．また，大きな組織構造では，組織内部の線維の方向や含水率の高い血管の走行が，電流の流れやすさに大きな影響を与える．

3）生体の能動的な電気物性

筋や神経のような**興奮性細胞**に電流が通ると，その電流が**閾値**を超えたとき電気的な興奮が生ずる．閾値は，およそ $1\,\mathrm{mA/cm^2}$ である．興奮性細胞であっても，閾値以下の電流に対しては，受動的な組織と同様の性質を示す．細胞に生ずる電位は，細胞膜のもつ性質によって生ずる．

細胞の内外は，ナトリウムイオン（Na^+），カリウムイオン（K^+），塩素イオン（Cl^-）を多く含む液で満たされている．細胞膜は，内外のイオンの濃度勾配に逆らって Na^+ を膜の外に能動的に輸送する作用をもつので，**細胞内液**の Na^+ 濃度は外液に比べ小さい．一方，K^+ に対しては膜の透過性が高いので，Na^+ に代わって細胞内には K^+ が多く存在する．K^+ は膜内の負電荷をもつ有機低分子の電気的引力によって膜内にとどまり，このため平衡状態では K^+ の流出を止めるのに必要な陰電圧が生ずる．これを静止電位（$-60 \sim -90\,\mathrm{mV}$）という．

一方，陰イオンに関しては細胞外液では Cl^- が最も多く，細胞内液では PO_4^{3-}（あるいは HPO_4^{2-}）および蛋白質が多い．

細胞内が静止電位にあるとき，これを**分極**という．細胞膜を電流が通ると，Na^+チャネルが開いてNa^+に対する透過性が増大し，Na^+の**平衡電位**（+20〜40 mV）に向かって電位が上昇する（**脱分極**）．これを活動電位という．脱分極は1 ms程度のきわめて短時間に終わり，わずかに＋となる電位を示したあと，**再分極**して元の状態に戻る．このような膜電位の変化は，神経，筋などの興奮性細胞の走向に沿った電位の勾配をつくるので，この付近に電流が流れ，興奮が未興奮部へと伝達される．**心電図**など各種の**生体電気信号**はこのような電位の変化を記録したものである．

4）電撃と生体物性

電気的な安全性の観点から人の全身を対象として電気的性質を考える場合，**電撃**の危険性の高い**商用交流**（50 Hzまたは60 Hz）に対する性質が重要となる．電撃は，体に流れた電流によって生体内の興奮性細胞が刺激を受けることで発生する．この現象は，生体組織の能動的な性質であり，身体内部の電流分布によって刺激の起こる部分が決まる．

電流が体表面から別の部分の体表に流れるとき，この電流によって生ずる電撃を**マクロショック**という．これに対して，電流が心臓に対して集中的に流れる電撃を**ミクロショック**という．電流と生体に対する刺激の関係については「第6章 電気的安全対策」の項（p. 144）に詳しく説明した．

電撃による心臓への影響で最も危険な反応は，**心室細動**の発生である．マクロショックでは約100 mAの電流が心室細動発生の閾値となる．一般に，マクロショックで想定している人体の電流経路を約1 kΩの抵抗とみなす．したがって，100 Vの電圧が体表に加わって体内に電流が流れるとき，この電流値は心室細動発生の閾値と一致することになる．一方，電流の流路が心臓に集中する場合（ミクロショック）での心室細動発生閾値は100 μAである．この値はマクロショックの1/1,000であり，ミクロショックはマクロショックに比べ1,000倍の危険性があるといえる．

2 生体の機械的性質

生体の機械的，力学的な性質は，**非線形性**や**粘弾性特性**が特徴的である．生体組織は，固有の機能目的をもち，力学的にもその役割に応じて大きな差をもっている．生体組織の力学的性質を知るためには，材料に力を加え，これに対する伸びや縮み，曲がりなどを調べる．物性値は形や大きさに依存しない材料固有の力学的性質として定義される．しかし，生体組織では単一の素材としての性質と，1つのまとまった構造物としての性質の両者が意味をもつ．

1）力と応力

物体に外力を加えると，それに応じて変形が生ずる．外力は**図2-4**に示すように，物体に対する作用のしかたによって，圧縮（力の作用を逆向きにする

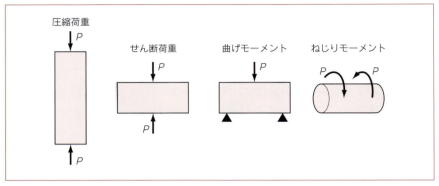

図2-4 物体に加えられる荷重

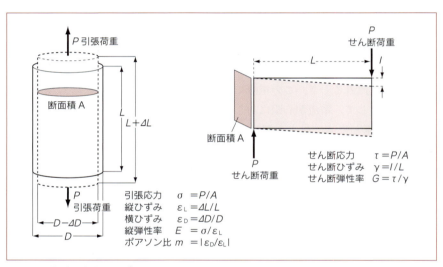

図2-5 荷重と応力, ひずみ

と引張）荷重, せん断荷重, 曲げモーメント, ねじりモーメントに区別される.

　物体の内部では外力に対して抵抗力が働き, このため物体が破壊されないかぎり, 変形もある限度内に保たれている. 材料となる物体の内部で作用している力を**応力**という. **図2-5**に引張応力を図式的に示した. 応力は断面積に反比例し, 外力をP, 断面積をAとすれば, 応力σは, $\sigma = P/A$となる.

　材料は応力によって変形する. 変形した量を元の長さで基準化すると, 変形の割合が得られる. これを**ひずみ**という. 荷重の方向と同じ向きのひずみを**縦ひずみ**, 直角方向を**横ひずみ**, せん断応力に対するものを**せん断ひずみ**と定義される（**図2-5**）.

　生体を構成する材料についても, このような材料力学的に定義された値で物性値が表現できる. 骨や筋, 血管などに作用する応力とひずみの関係がわかれば, 組織の力学的な挙動や強度などを知ることができる.

2）弾性率

物体に作用する応力がそれほど大きくなければ，外力が取り除かれたあとにひずみは消失する．材料のこのような性質を**弾性**（elasticity）という．外力が大きくなり，力を除いたあとにひずみが残るようなとき，この性質を**塑性**（plasticity）という．外力を完全に除いたときに残るひずみを**永久ひずみ**という．材料が弾性の範囲内にあると，引張荷重ではバネのように引張応力 σ と縦ひずみ ε_L が比例する．比例係数を E とすると，$E = \sigma / \varepsilon_L$ と表すことができ，E を**縦弾性係数**（率）または**ヤング率**という．

同様に，せん断応力を τ，せん断ひずみを γ とすると，せん断弾性率 G は，$G = \tau / \gamma$ と表せる．G は**横弾性率**ともよばれる．材料が変形したとき，荷重方向のひずみ ε_L に対して直角方向に ε_D のひずみが生ずるとき，ε_L と ε_D の比 m（$m = |\varepsilon_D / \varepsilon_L|$）を**ポアソン比**という．荷重に対して材料の体積変化が全く生じない**非圧縮性物体**では，ポアソン比は 0.5 となる．

生体を構成する軟部組織は細胞の内外が水で満たされているので，荷重を加えても体積変化はごくわずかであり，ポアソン比はほぼ 0.5 とみなせる．骨や歯のような硬組織では，含水量にもよるが，0.1〜0.3 と低くなり，荷重による体積変化を生ずる．

> **ポアソン比**
> ポアソン比は ε_L と ε_D の比率の大きさを表現している．一般に ε_L が正のとき ε_D は負となるので比率を計算する時は絶対値として表現する．

3）生体物質の力学的物性

生体の力学的物性値を一般材料と同様に扱うためには，いくつかの注意が必要である．

①**個体差**が大きく，同じ個体の同種の組織に対しても部位による差がある．

②**異方性**が大きい．

③単純な弾性，塑性の組み合わせで構成されることはほとんどなく，**粘弾性的性質**をもつ．

④特性が荷重の大きさや変形の度合いによって変化する（このことを**非線形性**という）．

表 2-4 に，これらの点を考慮したうえで，生体組織の力学的物性値のおよその値を示す．

4）粘弾性特性

弾性変形や**塑性変形**は，応力の大きさとひずみの関係のみで定まる．しかし，一般の生体組織は粘弾性的性質をもち，荷重に対する変形には時間が関係する．負荷の作用する時間が材料の変形に関与するものを**粘弾性体**といい，一般の材料ではゴムやプラスチックなどがこれに含まれる．

粘弾性体とは，粘性と弾性が同時に作用する物質のことをいい，弾性を示す要素と粘性を示す要素の組み合わせによって構成される．**粘性**は流体のもつ基本的な性質である．流れは流体の変形の現れである．流れのある流体では，隣り合った流体間の摩擦によって流れを止める力が作用する．流体に認められる

表 2-4　生体組織の力学的性質

組織	荷重の様式	最大荷重（N/m^2）	最大変形（%）	ヤング率（N/m^2）
骨	圧縮荷重	1.5×10^8	2	0.8×10^{10}
腱	引張荷重	0.8×10^8	8	1×10^9
動脈	横方向引張荷重	2×10^6	100	2×10^6
筋	引張荷重	2×10^6	60	3×10^5
木材	圧縮荷重	1×10^8	2	1×10^{10}

この性質を粘性といい，粘性の大きさは物質によって異なる．

　流れに対するせん断力（ずり応力ともいう）を τ とし，これによるひずみの変化速度を γ（単位は［l/s］）とする．ずり応力は流体の移動に対する抵抗力として働き，水のように τ と γ が比例する流体を**ニュートン流体**という．ニュートン流体では，$\gamma = 1/\mu \cdot \tau$ のように比例係数を $1/\mu$ で与え，μ を粘性率という．μ は流体の流れにくさの指標となる．ずり応力とずり速度が正比例しない流体を非ニュートン流体という．この場合，粘性率を1つの値として定義できない．しかし，ずり速度に対応して決まった値の応力が作用するとき，動作点付近で両者を比例関係とみなし，**みかけの粘性率**を求め，ニュートン流体と同様に考えることもある．血液は**非ニュートン流体**であり，粘性はみかけの粘性率によって表現される．

3　生体の超音波に対する性質

　超音波は周波数 20 kHz 以上の**音波**で，**可聴音**より高い周波数をもち，可聴音を含む音としての一般的な性質をもつ物理現象である．一般に医療で使用される超音波は 1〜10 MHz 程度である．超音波の生体組織に対する性質は，超音波を診断装置として利用する場合には，生体組織の**音響に対する特性**が重要となる．一方，これと同時に**安全性**の面から超音波の生体組織への作用も十分に考慮しなくてはならない．

　生体内での**音速**や反射強度は，生体の音響特性の重要な要素である．生体の音響特性には，音の周波数に関係するもの（**減衰係数，吸収係数，後方散乱係数**など）と物性に関係するもの（**固有音響インピーダンス**）がある．

1）超音波の音響特性

（1）音速

　音波は，圧力と密度の変化する波（**粗密波：縦波**）の伝搬現象である．弾性体中での音の伝搬速度は，音を伝える**媒質の密度** ρ と弾性的な性質（**断熱体積弾性率：K**）によって決まる．粘性のない理想的な流体では，音速 c は $c = \sqrt{K/\rho}$ で表すことができる．ここで，体積弾性率が関係するのは，音の伝搬が圧力に伴う物質の圧縮と膨張の伝搬現象であるためである．

　同一の媒質中を伝搬する場合には，音速は周波数によらず一定となる．した

表 2-5 生体組織における音速と超音波に対する吸収係数

生体組織と関連物質	伝搬速度 音速（m/s）	吸収係数 α（1 MHz）（dB/cm）
空気	331	12
水	1,480	0.0022
血液	1,570	0.18
脂肪	1,450	0.63
脳	1,541	0.85
肝臓	1,549	0.94
腎臓	1,561	1.0
筋肉	1,585	1.3（線維方向）
		3.3（線維と直角方向）
頭蓋骨	4,080	13

がって，音の**波長**λは**周波数**をfとすれば，$c = \lambda \times f =$ 一定になり，波長と周波数は反比例する．

　水中での伝搬速度は 1,500 m/s であり，空気中では 331+0.6 t [m/s]（t は温度：℃）で与えられる．生体組織は，骨のように密度の大きなものから，肺のように空気を多く含む密度の小さなものまで，媒質の密度および圧縮率に違いがある．このため，組織それぞれの音速には差が認められる（**表2-5**）．

（2）減衰

　超音波が均一な組織中を伝搬するとき，音波はその組織に応じた音速で進み，その途中で音波の振幅は**指数関数的に減衰**する．これは，音のもつ振動エネルギーの一部が媒質内で熱に変化することによって吸収されるためである．さらに，全体として均一にみえる生体組織も，組織の構成要素の不均一性が存在するため，音の伝搬に際しては完全な均一媒質とみなすことはできない．このような不均一性をもつ物質中を音が伝搬すると，音波の一部は**散乱**する．これに伴ってエネルギーの散乱が生ずるため，音は生体組織中で，熱に変換される吸収と散乱による減衰の2つの要因によって減衰する．生体内での減衰は，この散乱によるものが主となる．この減衰も指数関数的なものであり，振幅 A_0 で入射された音波が X の距離を進む間に振幅が $A = A_0 \cdot e^{-\alpha x}$ となるとき，**α を減衰係数**という（e は自然対数の底で，約2.7である）．減衰係数は生体の組織によって異なるが，筋や脂肪などの**生体軟組織**では減衰係数 α は1に近い値となる．

（3）散乱

　音が**組織の境界面**で散乱する現象は，音の波長と散乱を生ずる組織の界面の大きさに依存する．音波の波長に比べ十分に大きな組織界面を考慮できる場合，たとえば，生体内における臓器の表面などでは，散乱がこの境界面のみで生ずると考えることができる．音響としての境界面とは，音速 c および密度 ρ

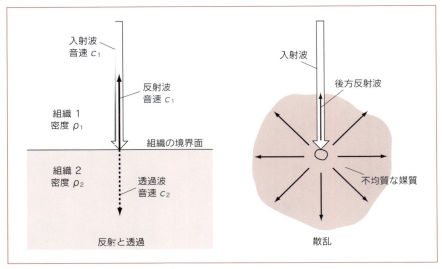

図 2-6 組織における超音波の反射，透過，散乱

の変化する部分をいう．密度と音速の積（$\rho \times c$）を媒質の**固有音響インピーダンス**とよぶ．音波は音響インピーダンスの変化する境界面で**反射**する．音響インピーダンスは生体組織の成分や構造によって異なった値をもつので，超音波によって反射面を画像化すれば，主にこの界面を表現することになる．一方，はっきりした境界面をもたず，媒質となる組織の音響特性が分布的に変化するような場合には，音波の散乱を統計的に取り扱わなくてはならない．たとえば，筋，脂肪や腎臓，肝臓などの内部での反射がこれに相当する．

　図 2-6 に，組織における超音波の**反射**，**透過**，**散乱**を模式的に示した．境界面が波長に比べて大きな組織の界面で，密度 ρ_1，音速 c_1 の組織からそれぞれ ρ_2，c_2 の組織へと音波が伝搬するとき，この境界面で音波の一部は反射し，残りは透過する．一方，音響特性が不均一に変化する媒質では，音波は媒質の周囲に散乱する．この場合，散乱する音波の強度を表現する方法として，**後方散乱係数**という指標が定義されている．後方散乱とは，入射する音波の進行方向に対して 180°の角度（元の方向に戻ってくる）で散乱する音波のことをいい，超音波診断装置ではこの波を反射波とともにとらえている．

　生体内における超音波の減衰については，散乱に比べ測定しやすいこともあって，一般的な値が求められている．**表 2-5** に示すように，**減衰係数**は臓器によって異なるが，いずれも周波数に関係し，周波数が大きくなると，これにほぼ比例して減衰も大きくなることが知られている．

　減衰の多くは組織の粘性的な性質と組織内の化学反応系によるとされているが，詳細なメカニズムについては十分解明されてはいない．しかし，一般に音速の大きな（密度の大きな）組織では減衰が大きく，水を多く含む組織では減衰が小さい．

2) 超音波の生体作用

(1) 熱作用

　超音波が生体内部で伝搬するときに，反射，散乱，減衰の過程で吸収されたエネルギーは最終的に熱に変換される．発生する熱量は超音波の強さと照射時間によって異なるが，熱による組織の温度上昇が一定限界をこえれば組織に傷害を与えることになる．従来の多くの研究から，熱作用に関する安全限界は$100\ mW/cm^2$で，これ未満のエネルギー作用では生体作用を認めないと結論されている．さらに，照射の時間的要素も考慮して，500秒の照射時間で$50\ Ws/cm^2$（$=50\ J/cm^2$）未満であれば安全であるとしている．しかし，胎児に対してはより安全性を考慮して，強度の下限を$10\ mW/cm^2$以下としている．したがって，通常使用されている装置では，**熱的安全性**に関して全く問題がないといえる．

(2) キャビテーション

　超音波は圧力波が縦波として伝わるため，媒質中では圧力の高い領域と低い領域が交互に生ずる．この圧力波の振幅が大きくなると，圧力の低い領域で陰圧が発生し，このときに液体中に空洞を生ずることがある．この空洞は陽圧時に消失する．この現象を**キャビテーション**といい，繰り返して発生すると，特に空洞の消失時に**衝撃波**が発生し大きなエネルギー作用が生ずる．このエネルギーは熱の発生，機械的作用，化学作用などをもつので，いずれも生体組織に悪影響を与える．生体内でキャビテーションを引き起こす超音波エネルギーは周波数によっても異なるが，数MHzで数十W程度であるといわれている．前述の熱作用と同様，通常の診断装置では使用されるエネルギーがこれ以下に設定されているので，通常，安全上の問題にはならない．

4　生体の熱に対する性質

　恒温動物では，体内での熱の産生と体外への熱放散が調節されており，温度環境が変化しても，体内の温度をほぼ一定に維持することができる．熱産生は代謝の結果として生ずる．特に熱産生の大きな臓器は肝臓および骨格筋である．骨格筋は，活動状態により産生する熱量は大きく変化する．

　人体では，体温は37℃近くの狭い範囲に保たれている．体温は身体の温度を意味するが，すべての部分で一定の温度になっているわけではない．恒温となる領域は体の深部すなわち核心部であり，体表に近い部分の温度は外部の環境温によって変化する．生体は体温の正常域で生体活動が最も効率よく安定に働くように成り立っていて，体温が変化するとさまざまな反応を示す．

　図2-7は，ヒトの体温変化と反応をまとめたものである．体温が40℃近くになると白血球の活動亢進が生じ，さらに温度が上昇して43℃以上になると，**蛋白質の変性**に伴って，血球や各種細胞の変性・破壊が生ずる．局所的に熱が加わると，生体組織では，まず血流の増加により熱を運び去る働きが増大し，さらに高温にさらされれば，組織，蛋白質の変性，乾燥などの不可逆的な損傷

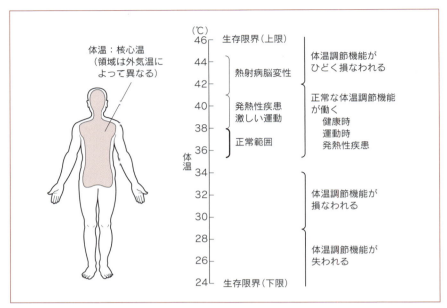

図 2-7　人の体温変化と対応

を受ける．

　一方，身体が低温にさらされると，皮膚の凍傷が発生し，重症では壊疽性組織欠損が生ずる．全身が低体温になると，交感神経が興奮し体温を維持するための骨格筋の活動（ふるえ）が生ずる．低体温が持続すれば疲労感や眠気が起こり，運動機能の低下が起こる．

1）発熱と作用エネルギー

　生体が局所的になんらかの物理的なエネルギーを吸収すると，エネルギーの多くは熱に変換される．この熱によって，その部分の温度が上昇する．他の部分への熱の移動がなければ，温度の上昇は加えられたエネルギー量に比例する．すなわち，エネルギーの密度と作用時間の積に比例する．生体軟部組織は密度，比熱ともに水のそれに近い値を示すが，脂肪や骨の比熱は水の1/4程度であり，加熱による温度上昇は筋に比べ大きい．

　電気メスや**レーザメス**など，生体組織への熱作用を利用した医用機器も臨床ではよく使われている．生体組織を加熱することで，組織を破壊すると同時に，熱作用による組織の収縮を利用して血管からの出血を抑えることができる．また，がん細胞が正常細胞に比べ熱に対する耐性が小さいことを利用した**ハイパーサーミア**という治療法も開発されている．この方法では，組織を加温して正常細胞に対する影響が小さくがん細胞を破壊できる程度の狭い温度範囲にコントロールする．42～46℃の範囲で，正常細胞は同じ温度で壊死に対する許容時間ががん組織の数倍あり，この時間差を利用した治療が可能である．

> **比熱**
> ある物質の温度を上昇させるのに必要となる熱エネルギーの大きさで，単位は[J/m^3・℃]である．

2）熱の移動

生体内での熱の移動のうち，大きな熱移動は主として血液循環によるが，ごく局所では組織それ自体の熱伝導による．生体組織の**熱伝導率**は，筋で$4×10^{-3}$〔J/（cm・s・℃）〕，脂肪で$2×10^{-3}$〔J/（cm・s・℃）〕程度となる．36℃の水のそれは$6×10^{-3}$〔J/（cm・s・℃）〕であるので，生体組織の熱伝導率は水とほぼ等しいといえる．また，生体内では熱による水の対流はほとんどない．これは，生体内の水の多くが細胞内や細胞外の狭い領域にあり，自由な移動が妨げられているからである．

これに対し，**血液循環による熱の移動**は，はるかに大きな量となりうる．血流が十分に確保されていれば，局所に発生した余分な熱のほとんど（80～90％）はすみやかに他の部分に移動し，局所的な温度変化を抑えることができる．

人体では通常，熱の産生は体温の維持に必要な量をこえており，余った熱は血流により体表面に移動し，皮膚の微小血管および体表を走る静脈系から体表面に熱が移動する．体表では，外気への**熱伝導**，**輻射**（**放射**），**対流**などが生じ，熱は外気に放出される．

体表面からの熱放射は，**ボルツマンの法則**に従う．絶対温度T〔K：ケルビン〕の物体の表面からは，単位面積あたり温度の4乗に比例したエネルギーが電磁波として放射される．体温付近では，この電磁波の波長は赤外線となるので，体表における赤外線放射強度の分布から，体表の温度分布を知ることができる．**サーモグラフィ**は，この法則を利用した温度測定装置である．このように，体表面からは温度に応じたエネルギーが放出されるが，同時に外部からの同様の放射エネルギーを受けるので，実質的なエネルギー放出量はこれらの差となる．

体の周囲に気体や液体があると，熱はまず体表部の気体（または液体）に伝導する．気体や液体は温度による対流があるので，熱はこの流れに乗って移動するため，加熱された流体が入れ替わり，体表部には常に温度の低い新たな流体が触れることになる．

5　生体の光に対する性質

光は**電磁波**の一種であり，波長が100 nm～1,000 μm程度までの領域をいう．特定の波長をもつ電磁波を光として特別な扱いをするのは，われわれの知覚の一つである視覚により認知可能であることによる．ヒトは眼球内の網膜で光を感じ，脳内で画像信号として処理する．

眼球で認知できる**光の波長**は400～780 nmで，波長が長くなるにつれて光として感じる色は紫色から赤色へ変化する．この範囲を**可視光**とよぶ．これより短い波長をもつ光を**紫外線**，長い波長の光を**赤外線**という．

☞ **生体の熱伝導率は小さい**
魚を焼いたりする場合，同じ体積の水を鍋で加熱した場合に比べ，内部まで十分に加熱するのに時間がかかるのはこのためである．

☞ **絶対温度 T**
絶対温度 T は温度をエネルギーとして考えた時に，エネルギーが0となる温度を$T=0$Kとしている．0Kは-273℃であり，0℃$=273$Kとなる．

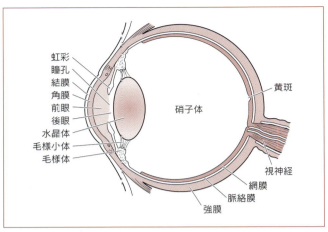

図 2-8 眼球の構造

1) 眼球の光学的性質

人体では眼球が光を感じるセンサとして働く．眼球には，光の通過する順に，外側から角膜，レンズとして働く**水晶体**，眼球内での光路として働く**硝子体**，光の感知部である**網膜**がある（図 2-8）．眼球内での光の透過性には水の吸光特性が関与しており，光の透過率は可視光と紫外光の境界である波長 400 nm から赤外光の領域にある波長 900 nm の光に対してほぼ 1（すべての光を透過する）である．また，1,100 nm 付近に光を通しやすい領域をもつが，1,200 nm 以上ではほとんど透過しない．

強い光が眼球内に入ったとき，損傷を受ける場所は光の波長によって異なる．水による光の吸収が大きい紫外線や波長の長い赤外線は，網膜まで到達しないうちに吸収され，そのエネルギーが熱に変わる．このため，光路の始まりにあたる水晶体に対する影響が大きく，**白内障**などの原因となる．これに対して，可視光や近赤外線の領域では網膜への影響が大きく現れる．特にこの波長の光が平行光線として入射されると，水晶体のレンズの働きで網膜上の微小領域に集光されるので，強い光では網膜損傷の危険がある．

網膜には光の強度（明るさ）を感知する**杆（桿）体**と，明るい環境下で色情報も含めて感知できる**錐体**の 2 種類の光受容器が存在する．錐体は光の **3 原色**の組み合わせで色を感じるが，3 原色に対応した光を透過させる色素をもつ 3 種類（ヒトでは 450，530，565 nm に波長のピークをもつ）が配置されている．

2) 皮膚や組織の光学特性

人体表面を包む皮膚は，さまざまな物質，物理的なエネルギーの作用から人体を守る働きをもち，多くの物理量に対してその影響を阻止する．光についても同様で，皮膚表面および皮下のさまざまな物質によって光は吸収される．紫外線は皮膚でほとんど吸収されるが，吸光物質の構成により波長によって到達

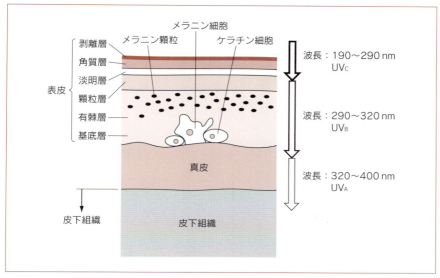

図 2-9　皮膚の構造と紫外線の吸収

深度が異なる（**図 2-9**）．**メラニン**は波長の短い光ほどよく吸収し，紫外線に対する吸光が大きい．また，**ヘモグロビン**は酸素と結合しているときと結合していないときでは吸光特性が異なるが，いずれも 400〜450 nm 付近の波長で強い吸光を示す．水は波長 1,000 nm（1 μm）以上の赤外線に強い吸光特性を示す．

　組織内部では，光は細胞膜や細胞内の物質による複雑な散乱を受け，ほぼ一様な散乱光となる．臓器内部では水や血液などによる光の吸収を受けるので，血行動態の観測には臓器表面の反射光が利用される．

3）血液の光学特性

　血液の光学特性は主に水と赤血球による吸光特性に依存する．したがって，その特性は**ヘマトクリット**（全血中に占める血球成分の割合）および血液の性状や**配向**による影響を受ける．配向とは，赤血球の向きが流れに沿って一様になることをいう．赤血球は円盤状であるので，比較的細い血管では，流れのある場合にその向きがそろう現象を示す．このとき，流れに対して直角方向と流れ方向では光の透過性に差が生ずる．また，皮膚や臓器と同様，近赤外領域では水による吸光が強く現れる．

4）太陽光に対する光学特性

　太陽光は紫外線から可視光，赤外光すべての波長の光を含んでいる．波長の長い光ほど皮膚の内部に到達する．紫外線は皮膚でほぼすべて吸収されるが，このとき，日焼け，すなわち皮膚反応として**熱作用**による火傷（炎症）や**色素沈着**による着色などが起きる．また，細胞内 DNA の損傷による皮膚細胞の**突**

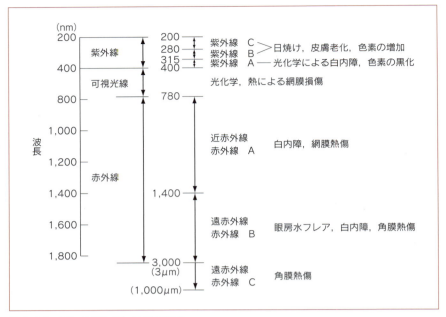

図 2-10 強い光が生体に及ぼす影響

表 2-6 磁気の生体に対する作用因子

磁気の強さ
磁場の方向性と広がり
磁場の作用する時間
磁場の周波数
生体の反応特性

然変異や発がんなども指摘されている．

図 2-10 は，強い光が生体に及ぼす影響を波長ごとの特徴としてまとめたものである．

6　生体の磁気，電磁波に対する性質

生体に対する磁気作用は十分に把握されているとはいいがたいが，磁気には静的に作用する静磁界と変動磁界による作用がある．特に変動磁界には，電磁気的作用によるうず電流や，電磁波（電波，光，放射線）などによる生体効果が認められている．

1）静的な磁界に対する性質

われわれは日常生活時においても，常に地磁気による磁界のなかに置かれている．この磁界による生体作用は特に認められていない．しかし，近年 MRI（核磁気共鳴画像装置）の開発により，強力な磁界にさらされることが生じ，生体に対する磁気作用の研究が進んできた．生体と磁気の関係は表 2-6 に示すように，磁気の強さ，周波数などの因子によって評価される．

MRI：magnetic resonance imaging

磁界の強さを表す記号は H で，SI 単位は A/m である．T（テスラ）や Gs（ガウス）は正確には**磁束密度**のことを指す．一般に，物質の磁気に対する性質を考えるとき，加わった磁界が物質によってどの程度弱められるかを観測し，磁気に対する透過性を**透磁率**として定義する．真空に対する透磁率の比を**比透磁率**とするが，生体組織での比透磁率はほとんど 1 であるので，生体は磁気に対して真空であるとみなすことができる．

　非磁性体では磁束密度を B とすると，$B = \mu_0 \times H$ で表すことができる．ここで μ_0 は真空中の透磁率を表す．SI 単位系では B は T の単位をもち，このとき μ_0 は $4\pi \times 10^{-7}$ H/m である．ただし，H（ヘンリー）は自己インダクタンスの単位である．磁界は Oe（エルステッド）の単位でも表現できる．このとき磁束密度は Gs の単位をもつ．この単位系では $\mu_0 = 1$ であり，1 A/m $= 4\pi \times 10^{-3}$ Oe となるので，1 T は 10,000 Gs に相当する．1 Gs はほぼ**地磁気**の大きさとなる．

　静磁界の生体作用に関しては，現在，MRI による 1〜3 T の強い磁界が人体に加えられているが，このような強力な磁界（地磁気の約 1 万倍）の下においても，生体全体に対するはっきりした反応は認められていない．これは必ずしも，磁気が生体に全く作用しないことを意味するものではない．体外で磁気の変動が生じれば，その影響は真空中と同じように生体内に伝わる．

2）低周波磁界に対する性質

　電磁気学の磁界の変化は電界の変化と表裏一体をなす．変動する磁場の作用によって**電磁誘導**が生ずれば，生体内には**うず電流**とよばれる電流が作用する．この電流は生体に対する電気現象として，細胞膜に作用したり，熱現象として現れる．0.1 T（地磁気の 1,000 倍）程度の磁界でも，数十 kHz 以下の低周波数の磁気変動が加わると，興奮性膜の興奮が生ずる．これにより，神経が刺激されたり，心筋の期外収縮，あるいは心室細動を誘発することが知られている．より高周波の変動磁界の下では，この電流は主として熱作用として働く．

3）高周波磁界に対する性質

　高周波磁界の生体作用は，**高周波電磁波**の作用として考えることができる．100 kHz をこえる高周波では，生体への作用は主に温熱作用となる．生体内でも特に熱に弱い眼球や睾丸で過度の加熱が生じると，白内障や不妊の原因となる．一方，この温熱作用を治療に用いることもあり，がん治療などを目的とした**ハイパーサーミア**に利用されている．

　電磁波の熱作用は生体での吸収によるが，この特性は周波数によって異なる．加えられた電磁波に対して生体はアンテナの役割を果たし，生体内部で**共振現象**を起こす．共振により，電磁波のエネルギー吸収は増大する．共振現象は，作用する生体部分が電磁波の波長の 1/4 程度の長さで現れ始め，波長の

Ⅱ　生体物性の基礎　　25

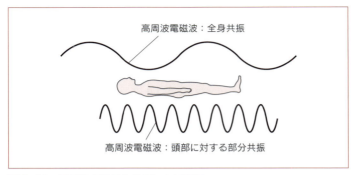

図 2-11　電磁波の波長と共振による吸収

表 2-7　生体での電磁波吸収

周波数（MHz）	波長（m）	吸収様式	特徴
～30	10～	準共振	体表面で吸収，体内で減少／周波数の増加で吸収が増加
30～300	1～10	全身共振	身長の2倍の波長に対応した周波数で吸収が最大となる
300～400	0.75～1	部分共振	頭部などの部分的な共振部で吸収が最大となる
400～2,000	0.15～0.75	ホットスポット形成	生体内部で局所的に吸収が大きくなり，温度上昇する
2,000～	～0.15	表面吸収	皮膚の表面でほとんど吸収／体表部だけの温度上昇

1/2のとき最も強い共振が起こる．したがって，全身を対象とした共振現象は波長3～4 m（70～100 MHz）の電磁波に対して現れる．生体の，より小さい部分では，これより高い周波数の電磁波が共振を起こすことになる（図2-11）．頭部内部や眼球などのごく一部で局所的なエネルギー吸収があるとき，この場所を**ホットスポット**という．

表2-7に，波長に応じた生体における電磁波の吸収作用を示した．

4）生体から発生する磁界

一方，体外からの磁気作用とは別に，体内で電流が流れると，**電磁誘導**によってその部分に磁界が発生する．生体内には，神経の活動や筋収縮に関係する興奮性細胞の電気活動が存在する．このため，生体活動によって，生体からは常に磁界を生ずることになる．この生体磁界はきわめて小さいものであり，これによる二次的な生体作用は考える必要はないが，微小磁界を検出することによって，脳，心臓などの活動を脳波や心電図に代わる**脳磁図**，**心磁図**として計測する手段が確立されつつある．この計測では信号が小さいので，SN比を大きくするためには高感度の磁束計が必要になり，システムも大がかりなものとなる．しかし，磁界は直接体表面まで届くので，信号源の発生場所の特定に有効な計測手段である．

　ホットスポット

電子レンジでの調理などでも経験することがあるが，電磁波の反射や干渉，吸収などの複雑な効果によって起こる現象で，発生部位を予測することはむずかしい．

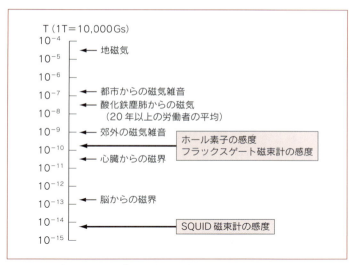

図2-12 生体および環境での磁界の強さ

5) 生体内に混入した磁性体による磁場

これとは別に，体内には時に外部から磁性物質が異物として入り込むことがある．たとえば，塵肺のように，粉塵に混入した磁性体が地磁気や外部からの磁界により，肺の中で小さな磁石となって存在することがある．この磁界についても，磁気作用それ自体が生体に有害であるということはないが，肺磁界の計測は異物として肺内に蓄積した物質の量や性質を知るうえで有用な方法となる．

生体に関係する磁界の強度は，このようにきわめて微弱なものから，MRIなどの強力なものまで幅が広い．**図2-12**は，生体磁気現象に関係する磁界の強さを比較してまとめたものである．磁界の計測には，コイルによる磁束計や超電導におけるジョセフソン効果を利用した**SQUID**磁束計が用いられる．SQUIDは現在，最も高感度な磁束計であり，10^{-14}Tの磁気強度を検出でき，心磁図や脳磁図などの生体磁界の計測に用いられている．

SQUID：superconducting quantum interference device

7 生体の放射線に対する性質
1) 放射線の生体作用

放射線の生体に対する作用は，**電離放射線**の一種であるX線が発見されてすぐに，強力なX線の作用として毛髪の脱落や皮膚の発赤などがみられることが報告されている．その後，α線，β線，γ線などが次々に発見されると，これらの放射線にも著しい生物作用があることがわかってきた．

生体に対する作用の中心は放射線の電離作用である．電離放射線とは，物質に電離作用を及ぼすことができる放射線のことであり，通常，単に放射線といえば電離放射線のことをいう．電離放射線が生体に入射されると，散乱や吸収により放射線のエネルギーが生体組織に作用する．電離放射線から生体へのエ

ネルギー移行に伴う相互作用は，放射線の種類によって異なる．

電離放射線は，X線，γ線などの**電磁波放射線**と，電子線，陽子線，中性子線などの**粒子放射線**に分けることができる．α線，β線のように，荷電をもつ粒子線が生体を構成する原子や分子と衝突すると，通路上の原子の電子にエネルギーを与える．エネルギーが大きければ，原子に最も緩く結合する電子は自由電子となり，これとともに正イオンが生成される．これを電離（ionization）という．このような放射線を直接電離放射線という．一方，X線，γ線などの電磁波や電荷をもたない中性子線では，原子（または原子核）との相互作用によって荷電粒子線が発生して，間接的に発生した荷電粒子線による電離作用が生ずるので，間接電離放射線とよばれる．電離した電子は，さらに別の原子を電離させることがある（2次電離）．荷電粒子線には，α線，重陽子線，陽子線，その他の重粒子線，β線（電子線を含む）があり，非荷電粒子線として中性子線がある．γ線やX線は波長がきわめて短い（エネルギー作用の強い）**電磁波**である．

放射線は光子あるいは電子，陽子などの粒子であるが，それぞれの粒子のエネルギーは非常に大きく，X線では可視光線の$10^3 \sim 10^5$倍，γ線で10^6倍にもなる．

放射線は通路に沿ってイオンおよび励起電子（1次生成物）を生成し，与えられたエネルギーは熱エネルギーや活性化エネルギーとして働く．このときのエネルギーが生体に加わると，さまざまな生物作用が現れる．生体に対する作用の大きさは放射線の種類によって異なる．

一般に，細胞分裂がさかんな組織ほど**放射線感受性**が高い．放射線は正常細胞に大きな危害を与える原因でもあるが，細胞分裂のさかんながん組織に対しては組織破壊の効果が大きいことが放射線治療の根拠にもなっている．放射線の作用には，放射された組織への影響だけでなく，遺伝的影響も存在する．細胞中の分子に電離や励起が起こると，細胞死や細胞分裂の障害が起こる．放射された放射線量が小さければその作用は局所に留まるが，大量の放射線を受けた場合には正常細胞による回復が間に合わず，組織に障害が残る．

細胞分裂のさかんな造血器官，生殖腺，腸管は放射線に対する感受性が高い．また，胎児は細胞分裂がさかんなので，成人に比べ放射線の影響を受けやすい．一方，肝臓や脳など細胞分裂をあまり起こさない部分では放射線の影響が相対的に小さい．

被曝直後に症状が現れない生体作用を晩発効果という．放射線による遺伝物質の損傷が原因となる細胞再生産の機能不全などが原因となって，がんの発症や白内障，不妊などが現れる．がんの発症は，体細胞が無秩序に分裂を繰り返す結果として引き起こされる．さらに，生殖細胞の遺伝因子に損傷が起これば遺伝的影響が現れる．

放射線の作用は外部からの照射に限らない．放射性物質が体内に入ったり，検査の目的などで生体内に放射線同位元素（RI）を注入した場合にも同様な

ことが起こりうる．放射性物質は，核種による固有の物理的な半減期をもつので，この期間で放射線の強度は半減する．これと同時に，体内に入った物質は生理的な機能によって体外に排出される．この排出量にも生物学的半減期が存在する．したがって，実際の放射線の作用を判定するには両者の半減期を考慮した有効半減期を知る必要がある．

2）放射線量を示す単位

放射線が照射された生体では，放射線のエネルギーをどれだけ吸収したか，さらにそのエネルギーがどれほどの生体効果を示すのかなどが重要である．

（1）吸収線量

生体内で吸収された放射線のエネルギーは吸収線量で表される．物質1kgあたりに吸収されたエネルギーをジュール（J）で表し，吸収線量は固有の名称であるグレイ（Gy）を使って，

$$1\,\mathrm{Gy} = 1\,\mathrm{J} \cdot \mathrm{kg}^{-1}$$

と定義される．単位時間あたりの吸収率は吸収線量率（$\mathrm{Gy} \cdot \mathrm{s}^{-1}$）である．

（2）等価線量

人間が放射線に被曝したときにどのような生物学的効果が現れるかは，放射線の種類に依存する．生体に対する作用の大きさはX線を1としたとき，γ線約0.6，β線で1，陽子線2，中性子線2〜10，α線10〜20である．

これを考慮して，放射線の効果を線量当量Hとして定義する．吸収線量をDとして作用の大きさ（放射線加重係数）をQとすると，

$$H = D \cdot Q$$

となる．1Gyの吸収線量に放射線加重係数1をかけて表される等価線量を1シーベルト（Sv）という．

（3）実効線量

実効線量は放射線の種類以外に，組織や臓器による影響の受け方の違いを考慮した全身被曝の影響を表す指標である．組織に対する影響の大きさを組織加重係数として，

$$実効線量：Sv\ (E) = D \times Q \times 組織加重係数$$

で表され，臓器ごとに計算した値を合計して全身での値として算出する．

組織加重係数は，赤色骨髄，結腸，胃，肺，乳房が0.12，生殖腺が0.08と大きく，膀胱，食道，肝臓，甲状腺が0.04，脳，唾液腺，骨表面，皮膚では0.01であり，残りの組織の合計を0.12としている．

人体に許容されている線量の限度は，自然放射線による被曝に加えて1年間に1mSvと決められている．場所にもよるが，日本での自然放射線量はおよそ1.5mSvである．通常のX線による撮影での線量は0.1〜3mSv，X線CTでは20mSv程度であり，許容線量をこえるが，検査のメリットとリスクを考え，医療の場では許容できる範囲にあるとしている．

Ⅱ　生体物性の基礎　29

第3章 電気・電子工学の基礎

I 電気回路の基礎

1 身の回りの電気現象

現在，私たちは「電気」エネルギーとは切っても切れない関係で社会生活を営んでいる．電気は生活に欠かせない身近な存在である一方，目に見えない現象であったり，ビリビリ感電して痛い思いをする側面もあるため，電気のことを学習しようとすると，「電気は難しい」という抵抗（これも電気の言葉）感が先立ってしまうのではないだろうか．

そこでまず，医療機器・検査機器で必要とされる電気・電子回路や電子工学の基礎知識を理解するため，身の回りの電気現象例をあげた（**表3-1**）．本章では，ここに掲げた現象に関連する事項を取り上げていくが，まずはこれら身の回りの現象について興味をもつことが，電気と"友だち"になる近道になると考える．

表3-1 身の回りの電気現象[1]

	電気現象の例	簡単な説明	関連項目
1	雷とは何だろう？	雷は雲に生じた静電気が地面などに放電する現象である．	静電気
2	コピー機が複写できるのはなぜ？	静電気と光を利用して原稿の濃淡を見分けている．	静電気
3	電球が光るのはなぜ？	フィラメントで発生するジュール熱を光エネルギーに変換している．	ジュール熱
4	電気料金はどうやって計算されているの？	電気を使う時間が長いほど電力量は大きくなる．	電力量
5	蛍光灯はどのような仕組みで光る？	真空放電によって流れる電流のエネルギーを光エネルギーに変えている．	放電
6	電線に止まっている鳥やカラスはどうして感電しないの？	両足の間に電位差がなければ電流は流れない．	オームの法則
7	コードレス電話機や電動歯ブラシの充電器に金属接点がないのに充電できるのはなぜ？	機器と充電器に入っているコイルの相互誘導作用で電気エネルギーが伝わる．	相互誘導と相互インダクタンス
8	発電所ではどのように電気をつくっているの？	磁石の中でコイルを回転させると電気が生じる．	発電機
9	電池とコンセントの電気の違いは？	家庭に送られてくる電気は，電圧の大きさが周期的に変わる交流．	交流
10	電子レンジで食品が温まるのはなぜ？	電波のエネルギーを利用して加熱する．	電波の利用

I 電気回路の基礎 31

2　静電気と電荷

　空気が乾燥しているときにセーターや化繊の衣類を脱いだりしたとき，パチパチと音がして小さな感電を経験したことがあるだろうか？　これは物体が電気を帯びた結果（帯電）であり，物体に生じた電気を**静電気**という．静電気は，たとえば下敷き（材質を塩化ビニルとする）で髪の毛を擦って帯電させると髪の毛が下敷きに引き寄せられる，という現象として誰でも経験ずみだろう．これは，下敷き（塩化ビニル）や髪の毛が帯電，つまり＋や－の電荷が溜まった状態で起こる現象であり，「電荷には2種類あり，同種（＋と＋，－と－）の電荷は反発し（斥力），異種（＋と－）の電荷は引き合う（引力）」という電荷の法則が成り立っていることの証明となる．このように，静電気による電荷間に働く力を**静電気力**（電気力）といい，電荷がもつ電気の量は電気量（**クーロン**［C］）として表される．

　静電気による現象は，前述の下敷きの例のほか，金属のドアノブ（－に**帯電**）に手（＋に帯電）が触れたときなど，物質どうしが接触するとそれぞれの原子にある電子が移動を始めることで起きる．つまり静電気は，物質中の一方の原子が電子を得て－（負）に帯電し，他方の物質中の原子が電子を失い＋（正）に帯電するために発生する．このように，物体が帯電するときは，物体どうしが電気のやりとりをするだけであり，電気が生み出されたり失われたりすることはなく，ある場所での電荷が増えると他の場所で必ず同じ量だけの電荷が減る，という現象は変わらない．つまり，静電気発生の前後で**電気量**（電荷）の総和は変わらない．

　前述した，ドアノブに手が触れたときの静電気の強さ（電圧）はどのくらいか想像がつくだろうか？　私たちが身の回りで普段利用している電気の大きさの代表例としては，乾電池や商用交流電圧などの電圧（数V～100V程度）だが，実は静電気の大きさは桁違いに大きく，瞬間的にkVオーダーの電圧が生じている．

　表3-1に示したように，落雷は巨大な静電気現象である．気温の高い真夏では，日照により地面が熱せられ水蒸気が蒸発し，地表上の温められた空気は上へ移動する．このとき，上空は温度が低いため，水蒸気の水滴が冷やされ氷の粒となり，それらが摩擦や衝突などの複雑な運動を繰り返すことによって，雲の中に＋の電気と－の電気をもった部分ができる（雷雲）．雷雲は静電誘導によって，大地にも電気を帯びさせる．これらの力がある程度以上大きくなると，雷雲（－）と大地（＋）との電気が引き付け合い中和することによって，落雷（＝放電）という現象が起きる．落雷の電圧は，身の回りで起きている静電気現象とは比べものにならないほど大きく，数億Vから10億Vともいわれている．

3　電圧・電流と抵抗の概念

　静電気が電荷の偏りによって生じるのに対し，電子が移動すると「電流が流

> **電荷の単位クーロン［C］**
> 1Cは，電流1A（アンペア）が1秒間流れたときに移動した電気量．

> **電気量保存の法則**
> 静電気が発生する前後で，物質の電気量（電荷）の総和が変わらない（電荷保存則ともいう）．

> **静電気の電圧の大きさ**
> ドアノブに手が触れたときなど，針で刺されたようにチクリと痛む程度の帯電電圧は3kV（3,000V）程度．

> **静電誘導とは**
> 導体に帯電体を近づけると，帯電体に近い側には帯電体と異種の電荷が，遠い側には帯電体と同種の電荷が現れる現象．

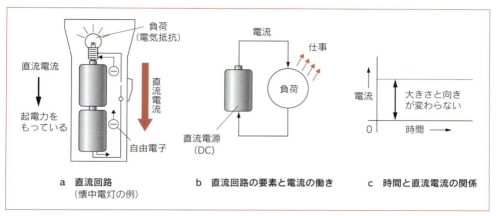

図 3-1 直流回路と電源，負荷，直流電流の関係[1]

れる」という現象となる．電流が流れる現象を，身近な電気回路として懐中電灯を例にとって説明する（図 3-1）．一般的な懐中電灯（図 3-1a）では，乾電池のマイナス極から出た**自由電子**が，スイッチ，豆電球，そしてそれらを結ぶ導線を通り，乾電池のプラス極へ戻る．一方，電流はプラス極からマイナス極へ流れると定義されているので，プラス極から電線，スイッチを通ってマイナス極へ流れる．以後，本書では電流の流れだけに注目して解説する．

図 3-1b に示した乾電池など，一定の大きさの電流や電圧を供給する装置を**直流電源**という．また，この直流電源（乾電池）のように常に同じ大きさの電流が流れ，その大きさに変化がない電流を**直流電流**といい（図 3-1c），直流電流の流れている回路を**直流回路**という（図 3-1a）．一方，直流に対して周期的に（時間とともに）電流の流れる向きやその大きさが変化する電流を**交流電流**という．交流電流の身近な例としては，各電力会社から一般家庭や事業所，医療施設などに供給されている電気（**商用交流電源**）がある．

図 3-1a に示した豆電球（負荷＝電気抵抗，以下，抵抗）は，直流電源（直流電圧＝起電力）と豆電球とを導線で接続して回路をつくると点灯する．このとき，直流電源のプラス極から流れて，豆電球，スイッチ，導線を通ってマイナス極へ流れ込む電流は，アンペア（A）という単位が用いられる．一定の電流 I [A] は，ある時間 t [s] 流れるときに運ばれる**電気量** q [C] との関係から，

$$q = I \cdot t \tag{3-1}$$

で表される．この式より，1 C とは，1 A の電流が流れている導線の断面を 1 秒間に通過する電荷の総量を表しているといえる．たとえば，導線の断面を，自由電子が 1 秒あたり 3.0×10^{18} 個移動した場合，電子 1 個のもつ電気量の大きさ（電気素量）を 1.6×10^{-19} C とすると，電流の大きさは，

$$1\,\mathrm{C} = 1\,\mathrm{A} \cdot 1\,\mathrm{s} \tag{3-2}$$

となる．

直流・交流
直 流：DC；direct current
交 流：AC；alternating current

商用交流電源
私たちの身の回りの電気・電子機器類は，基本的にすべて商用交流電源から得た電気エネルギーを直流に変えて使用している．

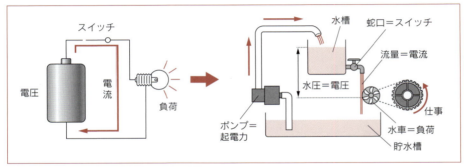

図 3-2 水に例えた場合の直流回路[1]

次に電圧について，水の流れに例えて考えてみる．

まず，**図 3-1** で示したような豆電球を用いた直流回路を，水で水車を回す仕事に例える（**図 3-2**）．この模式図では，下の貯水槽からポンプ（電池）で汲み上げられた水は，上の水槽に溜められ，その水槽についている蛇口（スイッチ）をひねると，水圧によって水が押し出されて下に流れ（電流が流れ），水車を回す（電球を光らせる），という仕組みになっている．

水の流れを直流回路（**図 3-2**）に置き換えると，次のように説明できる．

- **電圧**（電流を流そうとする力）は水圧（水を流そうとする力）に対応し，水圧が高いということは電圧が高いということである．
- **電流**（電流の流れる勢い）は水流（流速）に対応するが，一般的には流量に例えられる．水圧（電圧）が高ければ水が勢いよく流れる（電流が多く流れる）．
- **抵抗**（電流の流れにくさ）は，水道管では太さ（管の直径）にあたる（水車では水受け板）．水道管に水を流す場合，水圧を高くするほど流量は増える．同じ圧力の場合では，管の直径を太くすると流量は増える．直流回路では，電圧を上げるか，抵抗を小さくすると電流は増える．

これら電圧・電流と抵抗の関係は，オームの法則（次節）につながる．

以上まとめると，電圧は「電流が流れようとする力の大きさ」を表すもので，ある大きさの電荷が基準に対してどれくらいの電圧をもっているかを電位（水位）として表したもの，つまり，電流の流入部と流出部の電位の差が電圧となる．一般に，直流回路では基準を電源のマイナス極に置き，ここを 0 V として，これに対して回路の各部分の電位を「○○ V」として表す（電位差となる）（**図 3-3**）．本書では慣例的に，「この点の電圧は○○ V」という表現を使用しているが，直流回路などを取り扱うとき，基準電位を 1 カ所決め，その基準に対してどれだけの電位差があるかを表している．

この基準電位はさまざまだが，普通用いられるのが**接地**（**アース**，または **GND：グランド**）である．よく「アースする」というが，これは回路のどこかの点を地面に埋めた金属の棒などに接続し，その点の電位を地球の電位（＝ 0 V）に一致させることを意味する．

> **連続の式・ベルヌーイの定理**
> 水（流体）の圧力と流量，流速などの関係は，
> （断面積）×（平均流速）＝（一定流量）：連続の式
> （全圧）＝（位置エネルギー）＋（運動エネルギー）：ベルヌーイの定理
> で表される．

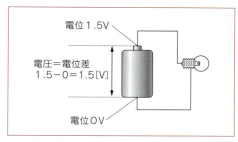

図3-3　直流回路の電位，電位差，電圧の関係

　乾電池（直流電圧）の場合は前述のように，マイナス極を0V（アース）として考えているので，そのまま（乾電池の電圧）＝（電位差）として，「電圧は○○V」とよんでいる．

4　オームの法則

　オームの法則とは，電気回路の抵抗に流れる電流と，その抵抗に発生する電圧に関する法則を指す．電気回路で最も基本となるのがこのオームの法則である．

　ある導体にE［V］の電圧を与えたとき，I［A］の電流が流れた場合，比例定数をGとしてVとIの関係を表すと，

$$I = GE \tag{3-3}$$

という関係が成り立ち，電流は加えた電圧に比例することがわかる．式（3-3）をみると，電流と電圧は時間に関係がなく，また電源の起電力が変動しても成り立つ．ここで，比例定数Gは，導体を流れる電流の流れやすさを表すものでコンダクタンスといい，単位には**S**（ジーメンス）を用いる．また，Gの逆数をRとおくと，式（3-3）の電流I［A］は，

$$I = GE = \frac{E}{R} \tag{3-4}$$

と変形できる．この式の分母にあるRの値が大きくなると電流は流れにくく（Iの値は小さく），逆にRの値が小さくなると電流は流れやすく（Iの値は大きく）なる．つまり，このRは電流が流れる物体の「電流の流しにくさ」を表しており，これを電気抵抗（または単に抵抗）といい，単位は**Ω**（**オーム**）である（**図3-5**）．

　実際に豆電球（＝抵抗：$R=5\,\Omega$）を使い，回路に流れる電流（I）をオームの法則を使って求めると，電源電圧に電池（$E=2.5$ V）を用いた場合，電流は0.5 A流れることになる（**図3-4**）．このように電気回路では，電圧（E），電流（I），抵抗（R）のうち2つの値がわかれば，オームの法則を使って残りの値を求めることができる（**図3-5**）．

　そこでまず，**直列接続**における抵抗（R_1，R_2）に生じる電圧について考え

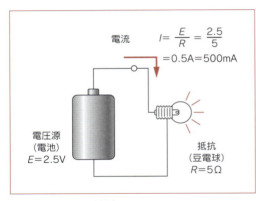

図 3-4 オームの法則

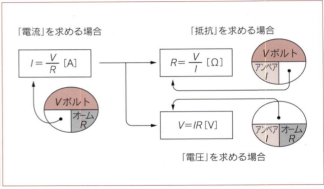

図 3-5 オームの法則（計算の考え方）

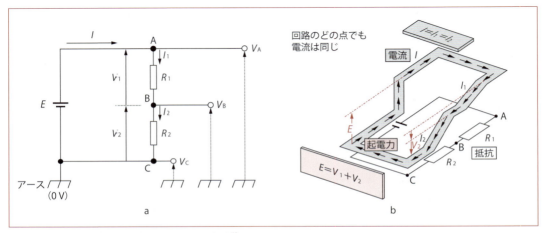

図 3-6 抵抗の直列接続におけるオームの法則[1]

る（**図 3-6**）．ここで，**図 3-6 a** の A～C の各点の電位（接地（アース）からの電気的な高さ）が V_A～V_C となる．抵抗 R_1 の両端の電圧 V_1 は，A 点と B 点の間の電位差となるため，

$$V_1 = V_A - V_B \tag{3-5}$$

となる．また，この抵抗 R_1 では電圧 V_1 だけ「電圧が減少した」ことになり，これを抵抗の両端での**電圧降下**といい，回路に流れる電流 I は，R_1，R_2 に流れる電流 I_1，I_2 と等しくなる（**図 3-6 b**）．

同様に，並列接続における抵抗（R_1，R_2）に流れる電流 I_1，I_2 は，

$$I = I_1 + I_2 \tag{3-6}$$

となる（**図 3-7 a**）．全電流 I は，抵抗 R_1 に I_1 流れ，抵抗 R_2 に I_2 流れる．つまり，2 つの抵抗に分かれて流れることになる（**図 3-7 b**）．

この直列接続，並列接続の回路で**合成抵抗**の計算を行う．

> **アース記号**
> 図 3-6aに示した⏚はアースの記号である．他にも↧が用いられる．

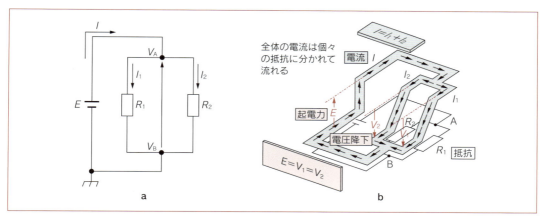

図 3-7 抵抗の並列接続におけるオームの法則

　まず，**直列接続**は直列に抵抗を接続することをいい，「個々の抵抗を流れる電流は共通で等しく，全体の電圧降下は個々の抵抗の電圧降下の和」になる（**図 3-8**）．

　抵抗値が R_1 [Ω]，R_2 [Ω] の 2 つの抵抗を直列に接続し，起電力 E [V] を加えたとき，それぞれの抵抗の両端にかかる電圧を V_1 [V]，V_2 [V] とすれば，各抵抗に流れる電流は共通で同じ大きさとなる．この電流を I [A] とすると，

$$V_1 = R_1 I, \quad V_2 = R_2 I \tag{3-7}$$

となり，各抵抗での電圧降下はその抵抗の値に比例する．図 3-6 のような回路では，電圧降下の和 $(V_1 + V_2)$ は起電力 E の大きさに等しくなるため，式（3-7）より，

$$E = V_1 + V_2 = (R_1 + R_2) I \tag{3-8}$$

となる．

　図 3-8 のように，2 つの抵抗 R_1，R_2 を合わせて 1 つの抵抗と考えた場合の抵抗 R_s を直列接続の**合成抵抗**といい，式（3-8）より，

$$E = R_s I \tag{3-9}$$

となり，式（3-8）と式（3-9）の右辺にある抵抗の大きさを比べると，

$$R_s = R_1 + R_2 \tag{3-10}$$

が成り立つ．一般に，n 個の抵抗 $R_1, R_2, \cdots R_n$ [Ω] を直列に接続すると，合成抵抗 R_s [Ω] は，

$$R_s = R_1 + R_2 \cdots R_n \tag{3-11}$$

となる．

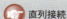
直列接続
身近な直列接続として，クリスマスツリーの電球の接続方法がある．

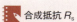
合成抵抗 R_s
直列接続の合成抵抗 R_s の添え字 s は，series（直列）の意を表す．

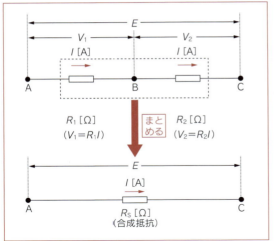

図 3-8 直列接続の合成抵抗

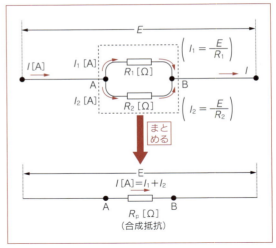

図 3-9 並列接続の合成抵抗

次に，**並列接続**は並列に抵抗を接続することをいい，「個々の抵抗の電圧降下は等しく，個々の抵抗に分かれて流れる電流の和は全電流の大きさに等しい」となる（図3-7）．

抵抗値が R_1 [Ω]，R_2 [Ω] の2つの抵抗を並列に接続し，起電力 E [V] を加えたとき，それぞれの抵抗の両端にかかる電圧は起電力 E [V] と等しくなる．各抵抗に流れる電流をそれぞれ I_1 [A]，I_2 [A] とすれば，

$$I_1 = \frac{E}{R_1} \tag{3-12}$$

$$I_2 = \frac{E}{R_2} \tag{3-13}$$

となり，各抵抗に流れる電流は抵抗値に反比例する．図3-7のような閉回路において，回路の分岐点 A，B では，流れ込む電流の和（A 点）と流れ出る電流の和（B 点）は等しいため，その大きさは $I_1 + I_2$ となる．したがって，起電力（電源電圧）から流れ出る電流 I [A] は式（3-12）と式（3-13）より，

$$I = I_1 + I_2 = \left(\frac{1}{R_1} + \frac{1}{R_2}\right)E \tag{3-14}$$

となる．

図3-9のように，2つの抵抗 R_1，R_2 を合わせて1つの抵抗と考えた場合の抵抗 R_p を並列接続の合成抵抗といい，式（3-14）より，

$$I = \frac{E}{R_p} \tag{3-15}$$

となり，式（3-14）と式（3-15）の右辺にある抵抗の大きさを比べると，

$$\frac{1}{R_p} = \frac{1}{R_1} + \frac{1}{R_2} \tag{3-16}$$

が成り立つ．一般に，n 個の抵抗 R_1，R_2，…R_n [Ω] を並列に接続すると，

> **並列接続**
> 身近な並列接続方法としては建物内の配線につながっている電灯（電球や蛍光灯など）は，片側の線にはどの電灯も同じ側がつながり，反対側は電灯の反対側がつながっていて，1つの電灯を抜いたりスイッチを切っても他はついている．

> **合成抵抗 R_p**
> 並列接続の合成抵抗 R_p の添え字 p は，parallel（並行）の意を表す．

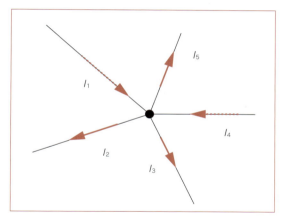

図3-10 キルヒホッフの第一法則

合成抵抗 R_p [Ω] は,

$$\frac{1}{R_p}=\frac{1}{R_1}+\frac{1}{R_2}\cdots\frac{1}{R_n} \tag{3-17}$$

と表される.並列回路での実際の合成抵抗 R_p を求める計算では,式(3-16)を変形し,

$$\frac{1}{R_p}=\frac{1}{R_1}+\frac{1}{R_2}=\frac{R_1+R_2}{R_1R_2} \quad \therefore R_p=\frac{R_1R_2}{R_1+R_2} \tag{3-18}$$

として求めることができる.すなわち,2個の抵抗の合成抵抗を求めるには,2個の抵抗の値の「和分の積」を計算すればよいことになる.抵抗が3つ以上に増えても,合成抵抗 R_p の求め方(式3-17)は変わらない.

5　キルヒホッフの法則

電気回路について,オームの法則を用いた直列,並列回路について学んできたが,オームの法則だけでは解けない回路もある.たとえば,電源電圧が2カ所に入っている回路などは,別の方法を用いないと回路に流れる電流などを求めることができない.そこで,オームの法則を元にしたキルヒホッフの法則を使い回路の計算を行っていく.**キルヒホッフの法則**は,第一法則と第二法則から成り立っている.

1）第一法則（電流則）

まず,回路に流れる電流に注目してみた場合(**図3-10**),「回路中のある接続点に流れ込む電流の代数和はゼロになる(式3-19)」となる.これを言い換えると,「入ってくる電流の和と,出てゆく電流の和は等しい(式3-20)」となる.この法則を**電流則**ともいう.

$$I_1+I_4-I_2-I_3-I_5=0 \tag{3-19}$$

$$I_1+I_4=I_2+I_3+I_5 \tag{3-20}$$

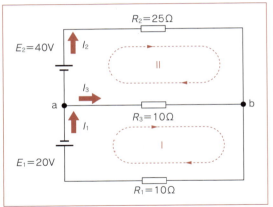

図 3-11 キルヒホッフの法則の適用

a 点に着目し，第一法則を当てはめる．
 $I_1 = I_2 + I_3$
閉回路 I について，第二法則を当てはめる（右回りを正）．
 $R_1 I_1 + R_3 I_3 = -E_1$
閉回路 I で，起電力 E_1 は負．「起電力の和＝電圧降下の和」より
 $-E_1 - R_1 I_1 - R_3 I_3 = 0$ （$+E_1 + R_1 I_1 + R_3 I_3 = 0$）
閉回路 II について，第二法則を当てはめる（右回りを正）．
電流 I_2 と電流 I_3 の向きは逆．
 $R_2 I_2 - R_3 I_3 = E_2$
閉回路 II で起電力 E_2 は正「起電力の和＝電圧降下の和」より
 $+E_2 - R_2 I_2 + R_3 I_3 = 0$
 $(-E_2 + R_2 I_2 - R_3 I_3 = 0)$
図 3-11 で「閉回路 I と閉回路 II では電位は元と同じになる（電位差＝0 V）」．
以上より，図 3-11 の回路中の値を代入すると
 $I_2 = 1$ A
 $I_3 = -1.5$ A
 $I_1 = -0.5$ A
となる．

2）第二法則（電圧則）

次に，電圧に注目する．回路の各部には「電気的にみた高さ」である電位が存在し，電位の高いところと低いところの間にはどちらかを基準にすれば電位差が生じる．この電位差にしたがって，電流は「電位の高いところから電位の低いところへ流れる」ことを元にしているのがキルヒホッフの第二法則であり，**電圧則**ともいう．一般的には「1 つの閉回路でそのなかに含まれる電位差（電圧降下）の代数和と，起電力の代数和は等しい」となる．言い換えると，「回路内の電位の高いところと低いところの高低差は，どの閉回路を選んでも変わらない（1 つの閉回路については電位差の和は 0）」と考えられる．なお，どちら向きに閉回路を作るかで，電圧の正負が変わってくる（**図 3-11**）．

以上，2 つの法則を活かして，**図 3-11** に示した電気回路にキルヒホッフの法則を適用して計算をしていただきたい．

6　ブリッジ回路（未知抵抗の測定）

ブリッジ回路は抵抗値の測定に用いられる回路の 1 つで，抵抗値の不明な抵抗器を精度よく測定することができ，**ホイートストンブリッジ回路**ともよばれ，ひずみゲージなどの抵抗測定に用いられる（**図 3-12**）．**図 3-12** に示した G は検流計であり，一般的には内部抵抗の小さい電流計やテスタが用いられる．

ブリッジ回路による抵抗の測定方法について計算する．

図 3-12 のブリッジ回路が平衡しているとき（検流計の針が振れないとき）は，②点と③点の電位が等しくなったときと考えられ，次の関係が成り立つ．

$$PI_P = QI_Q \quad R_X I_P = R I_Q \quad (P,\ Q,\ R,\ R_X\text{ は抵抗})$$

(3-21)

$$\therefore \frac{P}{R_X} = \frac{Q}{R} \text{ または } PR = QR_X$$

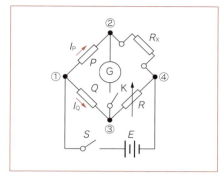

図 3-12 ホイートストンブリッジ回路

ここで，R_x に未知抵抗をつなぎ，P，Q，R の大きさが既知の場合，

$$R_x = \frac{P}{Q} \cdot R \tag{3-22}$$

となり，未知抵抗 R_x を求めることができる．

式（3-22）の右辺からわかるように，可変抵抗 R を調節し，抵抗 P と Q にそれぞれ 10，100，1,000 Ω の 3 種類を組み合わせるだけでも，P/Q が 0.01〜100 倍の変化が取れるため，抵抗 P と Q をブリッジの **比例辺**（ration arm），可変抵抗 R を **平衡辺**（balancing arm）ともいう．

II 直流回路の性質と用途

1 抵抗と抵抗率

前節で，直流回路におけるオームの法則について学んだように，導線（導体）を流れる電流 I は，導線の電位差（両端電圧）V に比例し，導線の抵抗 R に反比例する（式 3-3）．この関係を，物体における電気抵抗とその物体のもつ抵抗率とにあてはめて考えてみる．電流の流れにくさを表している抵抗 R [Ω] は，導線の断面積を S [m^2]，長さを L [m] とおくと，

$$R = \rho \frac{L}{S} \tag{3-23}$$

と表される（**図 3-13**）．式（3-23）で **抵抗率** ρ [Ω・m] は物質の種類や温度などで変化する係数である（**表 3-2**）．また，抵抗率の逆数を導電率 σ [1/Ω・m] といい，電流の流れやすさを表す．一般に，導体の抵抗率は温度とともに変化する．導体の温度が上がると，導体を構成する金属原子の熱運動が激しくなり，自由電子の動きを妨げるので抵抗値は大きくなる．ある限られた温度範囲では，抵抗率 ρ [Ω・m] は，

$$\rho = \rho_0 (1 + \alpha T) \tag{3-24}$$

となる．α は温度係数，ρ_0 は絶対零度の抵抗率，T は絶対温度 [K] である．

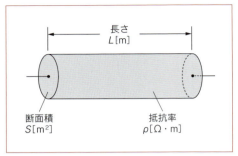

図 3-13　導体の抵抗

表 3-2　抵抗率と温度係数

物質	抵抗率（ρ）	温度係数（α）
銀	1.62×10^{-8}	$+4.0\times10^{-3}$
銅	1.72×10^{-8}	$+4.3\times10^{-3}$
アルミニウム	2.8×10^{-8}	$+3.9\times10^{-3}$
鉄	9.8×10^{-8}	$+6.6\times10^{-3}$
ニクロム	1.09×10^{-6}	$+0.1\times10^{-3}$
ガラス	10^{16}	―
セラミックス（アルミナ）	$10^{9}\sim10^{12}$	―
ゴム	$10^{10}\sim10^{13}$	―

2　ジュールの法則

　電気エネルギーが熱エネルギーに変換されることに注目した19世紀の科学者，James Prescott Joule（1818～1889）は，電流 I [A]，時間 t [s]，電気抵抗 R [Ω] とその**発熱量** Q [J] との間に，

$$Q=I^2Rt \tag{3-25}$$

の関係があることを発見した．この関係を発見者の名前にちなんで**ジュールの法則**といい，導体に電流を流したときに発生する熱を**ジュール熱**とよぶ．

> **ジュールの法則**
> ジュールの法則は，オームの法則を使って以下のように変形できる．
> $$Q=I^2Rt=\frac{V^2}{R}t=VIt$$
> また，カロリー [cal] との関係は，1J≒0.24cal，1cal≒4.2Jである．

3　電気エネルギーと電力量

　エネルギーとは何かを考えると，仕事という概念が必要となる．「仕事をした」ということを例えると，モータが回ると電気エネルギーが作られ，照明器具が点灯したり，車が動いたりする現象に当てはまる．そこで，仕事の現象について整理するため，まず力の定義を示す．力の単位は **N（ニュートン）** であり，1Nとは「質量1kgの物体に力を加えたとき，その物体が$1\,\text{m/s}^2$の加速度を生じさせる力」と定義されている．したがって，力の単位をSI組立単位で表すと，$\text{N}=\dfrac{\text{kg}\cdot\text{m}}{\text{s}^2}$ となる．この力 F [N] を物体に加え，その力の向きに物体が x [m] 動いたときの仕事 W は，

$$W=F\cdot x \tag{3-26}$$

と表すことができる（図3-14）．ここで仕事の単位は，[N・m] または [J] となり，SI組立単位で表すと，$\text{J}=\dfrac{\text{kg}\cdot\text{m}^2}{\text{s}^2}$ となる．さらに，人や機械がする仕事の能率を単位時間当たりの仕事量で表すと，

$$P=\frac{W}{t} \tag{3-27}$$

となり，P を**仕事率**という．仕事率の単位は [J/s] または [W] である．

　電気エネルギーを使ってモータを回すなど，機械などに何らかの仕事をさせたとき，機械に加えた電気エネルギーのことを電力量という．オームの法則を

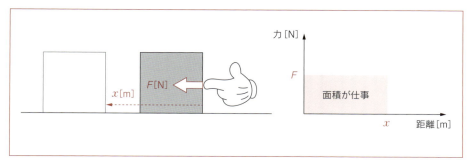

図3-14 仕事

用いて，抵抗器に電流を流したときの電力量 W [J] は，

$$W = I^2 Rt = VIt \tag{3-28}$$

となり，消費した電気エネルギーがすべてジュール熱（仕事）となることがわかる．つまりこれで，抵抗に流れた電荷がした仕事（電気がした仕事），ジュール熱，電力量が同じであることがわかる．

4　電力の概念

前述したように，仕事の効率を比較するために仕事率が定義されているように，電気エネルギーもその消費される度合いを比べるため，単位時間当たりに消費する電力量として電力 P が定義されており，式（3-27）と同様に，

$$P = \frac{W}{t} \tag{3-29}$$

と表すことができる．電力 P の単位は仕事率と同じく [W] を用いる．

Ⅲ　交流回路の性質と用途

1　直流と交流の違い

2節で学習した直流回路では，直流電源の一方の端子（一般的にはマイナス側端子）を基準にとり，この端子の電位を0 Vと決めている（基準端子：**図3-15 a**）．また，基準端子を大地に接地することをアースするといい，電気回路では接地点が大地に接地され，**基準電位**となっている（**図3-15 b**）．

電気回路の電圧や電流の時間的変化を示すときには，横軸に時間，縦軸に電圧や電流をとり，グラフとして表す（**図3-15 c**）．

一方，**交流回路**（交流電圧）では，電源の一方の端子を基準電位とすると，もう一方の端子の電位は時間の経過とともに，正の電位と負の電位とが規則的に変化するような電圧となる（**図3-16**）．交流電源に負荷として抵抗を接続すると，電圧の変化と同じように変化する電流が流れる（**図3-17**）．このように，大きさと方向とが周期的に変化するような電圧または電流を**交流**という．

> **交流**
> 直流の DC（direct current）に対して，AC（alternating current）とよばれる．

> **負荷**
> 電気回路の負荷とは，抵抗素子のように電流の流れを妨げる働きをするものを指す．

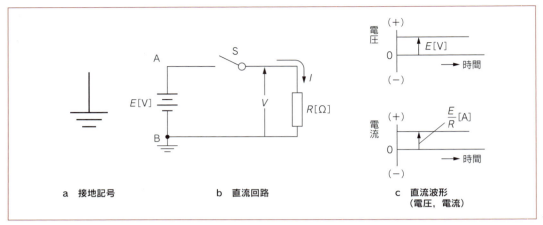

図 3-15　直流電源の記号，回路，直流波形

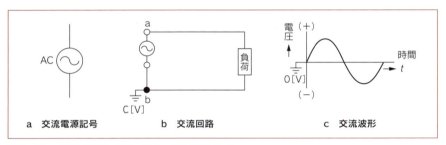

図 3-16　交流電源の記号，回路，交流電圧波形

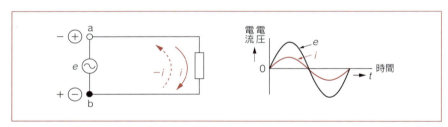

図 3-17　交流電圧，電流の変化

2　交流回路の基本的性質

　身近な交流の例は，電源コンセントに供給されている**商用交流電源**である．商用交流は，電圧が周期的に変化する信号として観察され，その起電力 e は，

$$e = E_m \cdot \sin \theta \ [\text{V}] \quad (E_m：波形の最大値) \tag{3-30}$$

で表される．オシロスコープで電源コンセントに供給されている商用交流電源波形を観察すると，正弦波波形として観察できる（**図 3-18**）．縦軸の電圧の最大値（基線よりプラス側）は約 141 V，最小値（基線よりマイナス側）は約 −141 V である．基線から最大の値までを最大値，または振幅といい，マイナス側の最小値からプラス側の最大値までを**ピークツーピーク値**といい，商用交流電源の場合，約 282 V となる（**図 3-18**）．

> ピークツーピーク値
> peak to peak value.
> $E_{p\text{-}p}$，$I_{p\text{-}p}$ と表す．

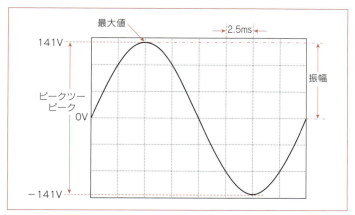

図 3-18　オシロスコープで観察した商用交流電圧波形
縦軸：電圧 50 V/div．横軸：時間 2.5 ms/div．

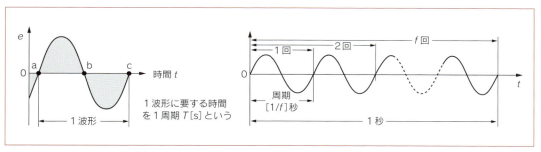

図 3-19　周期と周波数の関係

　抵抗 R に交流電圧 E_m を加えると，電圧 e（電流 i）は，最大電圧 E_m（最大電流 I_m），位相角 $\phi=0$ としたとき，ある時刻 t における**正弦波交流電圧**，および電流の**瞬時値**は，

$$e = E_m \quad \sin \quad (\omega t \quad + \quad \phi) \tag{3-31}$$
　　　↑　　　↑　　　↑　　　↑
　　①大きさ　②波形　③変化の速さ　④位相
　　　↓　　　↓　　　↓　　　↓
$$i = I_m \quad \sin \quad (\omega t \quad + \quad \phi) \tag{3-32}$$

と表される．

　式 (3-31)，(3-32) で表される波形の時間的な変化に注目すると（**図3-19**），1周期とは**図3-19**のaからcまでの1つの波形の範囲を指し，1波形に要する時間を**1周期**：T [s] とよぶ．また，1秒間に繰り返される波形の数を**周波数**：f [Hz] といい，周期 T と周波数 f との関係は，

$$T = \frac{1}{f} \text{ [s]}$$

と表され，逆数の関係になっている．

　瞬時値の式 (3-31)，(3-32) における ωt や ϕ は角度を表す．また，$\sin(360°+\theta)=\sin\theta$ という関係から，正弦波交流は360°周期で同じ変化を繰

> **商用交流電源の周波数**
> 日本の商用交流電源の周波数は，富士川を境に東が 50 Hz，西が 60 Hz となっている．
> 周期は，各々
> $T_東 = 1/50 = 0.02$ [s]，
> $T_西 = 1/60 ≈ 0.017$ [s]
> となる．

III　交流回路の性質と用途　45

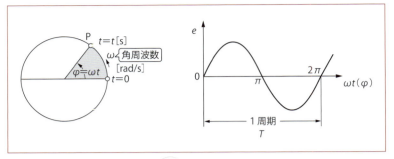

図 3-20　角度の経時変化に伴う起電力変化
時間の経過とともに角度が変化する場合に，時間による角度変化をωtで表した場合の起電力（e）の変化．

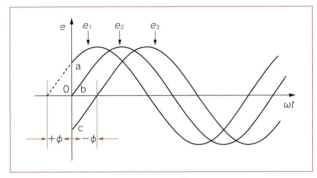

図 3-21　交流波形の位相（時間のズレ）

り返している．

電気回路では，角度を表すのに**弧度法**が用いられるため，波形の1周期360°は2π [rad] となる．

したがって，1周期の時間$T=\dfrac{1}{f}$ [s]，$\omega t=2\pi$より，

$$\omega=\dfrac{2\pi}{T}=2\pi\times\dfrac{1}{T}$$

$$=2\pi f\ [\text{rad/s}] \tag{3-33}$$

> **弧度法**
> 360 [度] ＝2π [rad]
> 180 [度] ＝π [rad]

となる．このω [rad/s] を角速度，または角周波数という（**図 3-20**）．ωは1秒間に変化する角度で，t秒経過したときの角度をθとすると，$\theta=\omega t$となり，時間の変化で角度変化を表すことになる．また，式（3-33）におけるϕは，基準電圧や基準電流からの時間的なずれであり，位相，または**位相差**といい（**図 3-21**），

$$\left.\begin{array}{l}e_1=E_m\sin(\omega t_1+\phi)\\ e_2=E_m\sin\omega t_2\\ e_3=E_m\sin(\omega t_3-\phi)\end{array}\right\} \tag{3-34}$$

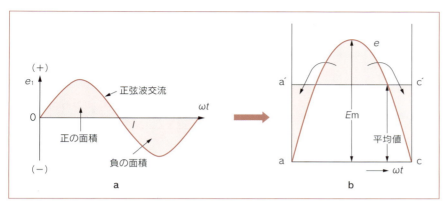

図 3-22　正弦波交流の平均値

として波形を表すことができる．

次に，交流波形の平均値と実効値について考える．

まず，交流とは**図 3-17** に示したように，時間とともに電圧，電流の向きと大きさが周期的に変化する信号であり，交流の**平均値**は，1周期ではなく半周期から求める（**図 3-22 a**）．その理由は，交流の大きさを1周期の平均から求めると，プラスの半周期の値とマイナスの半周期の値が打ち消し合いゼロになってしまうが，実際にはプラスでもマイナスでも電気エネルギーとして仕事をするためである．平均は，波形の半周期間の面積をその周期で割れば求めることができる（**図 3-22 b**）．したがって，**図 3-22 a** の波形の平均値 E_{ave} は，$\dfrac{T}{\pi} \cdot E_m$ を半周期 $T/2$ で割り，

$$E_{ave} = \frac{\dfrac{T}{\pi}E_m}{\dfrac{T}{2}} = \frac{2}{\pi}E_m \quad \left(\begin{array}{l}\text{正弦波交流の平均値} = \dfrac{2}{\pi} \times \text{最大値} \\ \phantom{\text{正弦波交流の平均値}} = 0.637 \times \text{最大値}\end{array}\right) \quad (3\text{-}35)$$

となる．式（3-35）より，正弦波交流電圧の最大値 141 V から平均値を算出すると，

　　正弦波交流電圧の最大値＝2/π×141 V＝0.637×141 V＝89.8 V≒90 V

となる．

次に，時間的に一定電圧・電流の直流と，時間とともに大きさが変化する交流とが，同じ「100 V」でも違う仕事として表されてしまうと混乱するため，「直流が行う仕事」と「同じ仕事を交流がした場合」の値を**実効値**（RMS 値：root mean square value）として表している（**図 3-23**）．

電流の瞬時値から正弦波交流電流の実効値を求めると（**図 3-24**），

$$i^2 = (I_m \sin \omega t)^2 = I_m^2 \sin^2 \omega t = \frac{I_m^2}{2}(1 - \cos 2\omega t)$$

$$= \frac{I_m^2}{2} - \frac{I_m^2}{2} \cos 2\omega t \quad (3\text{-}36)$$

平均電力

負荷抵抗に流れる直流電流 I による電力と，交流電流 i の1周期分の平均電力 P_{ave} が等しいと考えると，
$I^2 R = i^2 R$ の1周期期間の平均
$\therefore I = \sqrt{i^2 \text{の1周期期間の平均}}$
と表される．

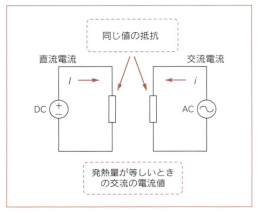

図 3-23 実効値の考え方

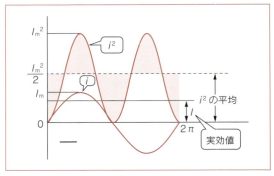

図 3-24 正弦波交流の実効値

名 称	波 形	実効値	平均値	名 称	波 形	実効値	平均値
方形波		A	A	三角波		$\dfrac{A}{\sqrt{3}}$	$\dfrac{A}{2}$
半円波		$\sqrt{\dfrac{2}{3}}A$	$\dfrac{\pi}{4}A$	半波整流波		$\dfrac{A}{2}$	$\dfrac{A}{\pi}$
正弦波		$\dfrac{A}{\sqrt{2}}$	$\dfrac{2}{\pi}A$	全波整流波		$\dfrac{A}{\sqrt{2}}$	$\dfrac{2}{\pi}A$

図 3-25 交流信号の波形，実効値，平均値

となる．図 3-24 より，$\dfrac{I_m^2}{2}\cdot\cos 2\omega t$ の波形は，$\dfrac{I_m^2}{2}$ の値を元にして上下対称となることから，i^2 の 1 周期間の平均は $\dfrac{I_m^2}{2}$ となる．したがって，実効値 I は，

$$I=\sqrt{\dfrac{I_m^2}{2}}=\dfrac{1}{\sqrt{2}}\cdot I_m \tag{3-37}$$
$$=0.707\cdot I_m \ [\text{A}]$$

と表すことができ，正弦波交流電流の実効値は，最大値を 0.707 倍した値であることがわかる（正弦波交流電圧も同じ）．

正弦波交流以外の交流は，波形により実効値や平均値が異なっている（図 3-25）．

3 交流回路における受動素子（R，C，L）の基本的性質

1）抵抗の働き

抵抗（抵抗器）とは，電流の流れを妨げる素子，言い換えると回路に流れる電流量を決める素子であり，その大きさを抵抗（resistance，量記号 R，単位はオーム [Ω]）という．

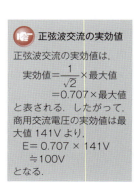

正弦波交流の実効値

正弦波交流の実効値は，

実効値 $=\dfrac{1}{\sqrt{2}}\times$最大値

$=0.707\times$最大値

と表される．したがって，商用交流電圧の実効値は最大値 141 V より，

$E=0.707\times 141\text{ V}$
$\fallingdotseq 100\text{ V}$

となる．

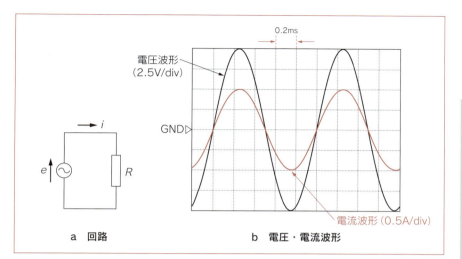

図 3-26　抵抗の働き
振幅 10 V，周波数 1 kHz の電圧を抵抗 10 Ω に加えたときの（a），抵抗の両端の電圧波形と回路を流れる電流波形（b）．電圧と電流の位相は同相であることがわかる．

> **電圧・電流波形**
> 図 3-26 の回路（a）にオシロスコープのプローブを接続し測定した電圧・電流波形が b となる．横軸は時間，縦軸は電圧／電流を示している．横軸・縦軸とも，1 目盛（1 マス）分を division とよび，「/div」で表す．図 3-26b で横軸は 1 目盛 0.2 ms（0.5 A/div），縦軸は電圧の場合 1 目盛 2.5 V（2.5 V/div）となる．

　正弦波交流電圧 $e = E_m \sin \omega t$ を抵抗 R に接続すると，回路に流れる電流 i は，

$$i = \frac{e}{R} = \frac{E_m}{R} \sin \omega t \tag{3-38}$$
$$= I_m \sin \omega t = \sqrt{2} I \cdot \sin \omega t$$

と表される．抵抗 R の両端の電圧波形と回路に流れる電流波形とを確認すると，2 つの波形に時間的なずれはみられず，電圧と電流は**同相**，つまり位相差はない（**図 3-26**）．したがって，抵抗の交流に対する特徴として，電流の流れを妨げるが，波形・周波数・位相を変化させる作用はない，ことがあげられる．

2) インダクタ（コイル）の働き

　インダクタ（コイル）は導体（導線）を円筒状に巻いた構造で，その大きさを**インダクタンス**（inductance，量記号 L，単位は**ヘンリー**［H］）という．インダクタンスには**自己誘導**により起電力 e_L が発生し，

$$e_L = -e$$
$$= -L \frac{\Delta i}{\Delta t} \text{ [V]} \tag{3-39}$$

と表される．
　式（3-39）の符号をみると，起電力 e_L は電源電圧 e と向きが反対の起電力 $-e$ となる電流 i を流すことがわかる．電源電圧 e も電流 i も時間とともに変化するので，自己インダクタンス L ［H］に流れる正弦波交流電流 $I_m \sin \omega t$ が Δt 秒間に Δi だけ変化すると考えると，

> **自己インダクタンス，自己誘導**
> インダクタに流れる電流 I の時間的な変化に伴い発生する磁界は電流に比例して変化する．したがって，磁束変化を $\Delta \phi$，電流変化を ΔI とすると，$\Delta \phi = L \cdot \Delta I$ と表される．この比例定数 L ［H］はインダクタによって決まる定数で，自己インダクタンスという．また，インダクタ自身がつくる磁束の変化で生じる誘導起電力を自己誘導といい，自己誘導により生じる起電力は，$V = -L \frac{\Delta i}{\Delta t}$ となる．

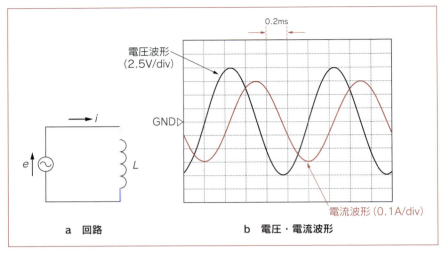

図 3-27 インダクタ（コイル）の働き
振幅 10 V，周波数 1 kHz の電圧をインダクタ（5.3 mH）に加えたときの（a），インダクタの両端の電圧波形と回路を流れる電流波形（b）．電流を基準にすると電圧の位相が π/2 進んでいることがわかる（電圧を基準にすると電流は π/2 遅れている）．

$$i_{t+\Delta t} = I_m \sin \omega (t+\Delta t)$$
$$= I_m (\sin \omega t \cos \omega \Delta t + \cos \omega t \sin \omega \Delta t)$$
$$= I_m \sin \omega t + I_m \omega \Delta t \cos \omega t \qquad (3\text{-}40)$$

（Δt がきわめて微小であれば，$\cos \omega \Delta t = 1$，$\sin \omega \Delta t = \omega \Delta t$ と近似する）と表される．電源電圧 e は，微小時間の電流の変化として $L \dfrac{\Delta i}{\Delta t}$ と表されるため，

$$e = L \frac{i_{t+\Delta t} - i_t}{\Delta t}$$
$$= L \frac{(I_m \sin \omega t + I_m \omega \Delta t \cos \omega t) - I_m \sin \omega t}{\Delta t}$$
$$= L \frac{I_m \omega \Delta t \cos \omega t}{\Delta t} = \omega L I_m \cos \omega t = \omega L I_m \sin\left(\omega t + \frac{\pi}{2}\right)$$
$$= \sqrt{2} I \omega L \sin\left(\omega t + \frac{\pi}{2}\right)$$
$$= \sqrt{2} E \sin\left(\omega t + \frac{\pi}{2}\right) \qquad (3\text{-}41)$$

となる．この式（3-41）で $E = \omega L I$ とおくと，オームの法則より $I = \dfrac{E}{\omega L}$ となり，ωL は交流電流の流れを妨げる働き（抵抗成分：**誘導リアクタンス**）として働く．

インダクタンスの両端電圧と電流の位相との関係は，電流を基準にすると電圧は π/2 進んでいる（または，電圧を基準にすると電流は π/2 遅れている（**図 3-27**））．

> **誘導リアクタンス**
> 誘導リアクタンス $X_L = \omega L = 2\pi f L$ [Ω]
> 周波数 f が大きくなるほど抵抗成分 X_L は大きくなる．

3）キャパシタ（コンデンサ）の働き

キャパシタは２つの導体間に絶縁体を挟んだ構造で，電荷を蓄える作用があり，その大きさを**静電容量**（capacitance，量記号 C，単位は**ファラド**［F］）という．

正弦波交流電圧 $e=E_m \sin \omega t$ をキャパシタに加えると，電荷 q（電荷の瞬時値）が蓄えられ，

$$q=C \cdot e=C \cdot E_m \sin \omega t \ [\mathrm{C}] \tag{3-42}$$

と表される．式（3-42）より，q は時間により変化するため，回路に流れる電流 i は $i=\dfrac{\Delta q}{\Delta t}$ で表され，

$$
\begin{aligned}
i=\frac{\Delta q}{\Delta t} &=\frac{q_{t+\Delta t}-q_t}{\Delta t} \\
&=\frac{CE_m \sin \omega \ (t+\Delta t) - CE_m \sin \omega t}{\Delta t} \\
&=CE_m \frac{(\sin \omega t \cos \omega \Delta t + \cos \omega t \sin \omega \Delta t) - \sin \omega t}{\Delta t} \\
&=CE_m \ \omega \cos \omega t = \omega CE_m \sin \left(\omega t + \frac{\pi}{2} \right) \\
&=\sqrt{2}\, E \omega C \sin \left(\omega t + \frac{\pi}{2} \right) \\
&=\sqrt{2}\, I \sin \left(\omega t + \frac{\pi}{2} \right)
\end{aligned}
\tag{3-43}
$$

と表される．$I=\omega CE$ とおくと電流 I は，

$$I=\omega CE=\frac{E}{\dfrac{1}{\omega C}} \tag{3-44}$$

となり，オームの法則より，$1/\omega C$ は交流電流の流れを妨げる働き（抵抗成分：**容量リアクタンス**）があることがわかる．

キャパシタンスの両端電圧と電流の位相との関係は，電圧を基準にすると電流が $\pi/2$ 進んでいる（または，電流を基準にすると電圧は $\pi/2$ 遅れている，**図 3-28**）．

抵抗，インダクタ，キャパシタの交流に対する各々の基本性質を**表 3-3** にまとめた．

4　RLC 直列回路と共振特性

RLC 直列回路に正波交流信号を加えたときの，電流・電圧の関係について調べてみる（**図 3-30**）．**図 3-30 a** の回路に正弦波交流電流を流すと，各素子の端子間電圧は，オームの法則より，

容量リアクタンス

容量リアクタンス X_C
$=\dfrac{1}{\omega C}=\dfrac{1}{2 \pi fC}$ ［Ω］
周波数 f が大きくなるほど抵抗成分 X_C は小さくなる（**表 3-3**）．

インピーダンスとリアクタンス

周波数によって変化する交流の抵抗成分をリアクタンスとよぶ．抵抗は周波数にかかわらず一定の値をとるが，側注で示したように，インダクタの誘導リアクタンス X_L は直流に対してはゼロだが，交流に対してはインダクタ L と周波数 f に比例して大きくなり，キャパシタンスの容量リアクタンス X_C は直流に対しては無限大だが，交流に対してはキャパシタンス C と周波数 f に反比例して小さくなる（**表 3-3**，**図 3-29**）．

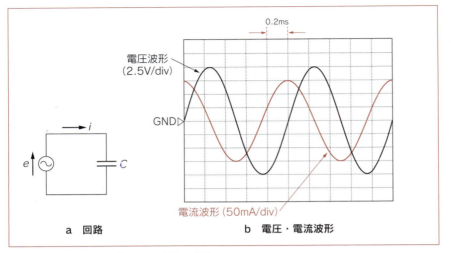

図 3-28 キャパシタ（コンデンサ）の働き
振幅 10 V，周波数 1 kHz の電源電圧をキャパシタ（5.6 μF）に加えたときの（a），キャパシタの両端の電圧波形と回路を流れる電流波形（b）．電流を基準とすると電圧の位相が π/2 遅れていることがわかる（電圧を基準にすると電流は π/2 進んでいる）．

表 3-3 交流に対する R, L, C の特性

	抵抗だけの回路	インダクタだけの回路	キャパシタだけの回路
回路図			
電源電圧		$e=\sqrt{2}E\sin\omega t$ [V]	
インピーダンス	$Z=R$ [Ω]	$Z=X_L=2\pi fL$ [Ω]	$Z=X_C=\dfrac{1}{2\pi fC}$ [Ω]
電流の計算式	$I=\dfrac{E}{Z}=\dfrac{E}{R}$ [A]	$I=\dfrac{E}{Z}=\dfrac{E}{X_L}=\dfrac{E}{2\pi fL}$ [A]	$I=\dfrac{E}{Z}=\dfrac{E}{X_C}=2\pi fCE$ [A]
電圧と電流の波形（電圧基準）			
位相（電圧基準）	同 相	遅れ電流	進み電流

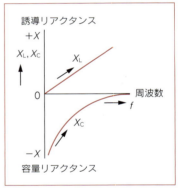

図 3-29 リアクタンス
交流電流を妨げるもの．

$$E_R = R \cdot I \tag{3-45}$$

$$E_L = j\omega L \cdot I = X_L \cdot I \tag{3-46}$$

$$E_C = -j\dfrac{1}{\omega C} \cdot I = X_C \cdot I \tag{3-47}$$

となり，これらをベクトル図（**図 3-30 b**）で表し，電流を基準とすると，E_R は同位相，E_L は 90°（π/2）進み，E_C は 90°（π/2）遅れている．したがって，

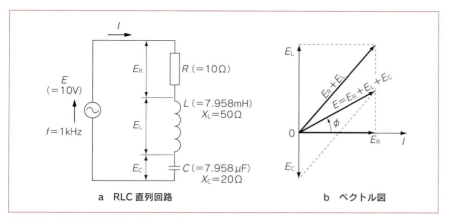

図 3-30　RLC 直列回路とベクトル図
$X_L > X_C$ の場合．

端子電圧 E はこれら 3 つのベクトル和，
$$E = E_R + E_L + E_C \tag{3-48}$$
となる．ここで，E_L と E_C の大きさを比べると，3 通り考えられる．

① $X_L > X_C$ の場合

誘導リアクタンス X_L が容量リアクタンス X_C より大きい場合，電圧，電流は，
$$E = \sqrt{R^2 + (X_L - X_C)^2} \cdot I \ [\mathrm{V}] \tag{3-49}$$

$$\therefore I = \frac{E}{\sqrt{R^2 + (X_L - X_C)^2}} \ [\mathrm{A}] \tag{3-50}$$

と表される．したがって，回路全体のインピーダンスは，
$$Z = \sqrt{R^2 + (X_L - X_C)^2} = \sqrt{R^2 + \left(\omega L - \frac{1}{\omega C}\right)^2} \ [\Omega] \tag{3-51}$$

となり，電流 I と電源電圧 E の位相差 ϕ は，
$$\phi = \tan^{-1}\left(\frac{X_L - X_C}{R}\right) = \tan^{-1}\left(\frac{\omega L - \dfrac{1}{\omega C}}{R}\right) \ \left[\tan \phi = \frac{\omega L - \dfrac{1}{\omega C}}{R}\right] \tag{3-52}$$

となる．式 (3-52) 右辺の分子で，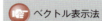>0 であれば位相差 ϕ は正となるため，電圧は電流より位相が進み，RLC 直列回路は**誘導性**を示す．

② $X_L < X_C$ の場合

容量リアクタンス X_C が誘導リアクタンス X_L より大きい場合，電圧，電流は，
$$E = \sqrt{R^2 + (X_C - X_L)^2} \cdot I \ [\mathrm{V}] \tag{3-53}$$

$$\therefore I = \frac{E}{\sqrt{R^2 + (X_C - X_L)^2}} \ [\mathrm{A}] \tag{3-54}$$

と表される．したがって，回路全体のインピーダンスは，

ベクトル表示法

大きさと方向をもった量をベクトル量といい，一般的に交流電圧や電流は，ベクトル量を用いて表示する方法がある．ベクトル量は文字の上に・（ドット）を付けて表し，電圧では $\dot{E}$ または $\dot{V}$，電流では $\dot{I}$ と表すが，本書では・（ドット）を省略して表示している．

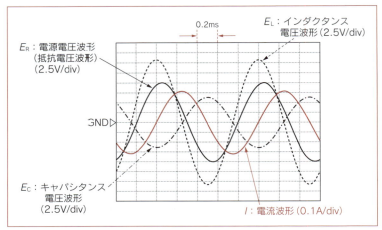

図 3-31　RLC 直列回路波形例
図 3-30 a の回路にて，$X_L > X_C$ の場合．

$$Z = \sqrt{R^2 + (X_C - X_L)^2} = \sqrt{R^2 + \left(\frac{1}{\omega C} - \omega L\right)^2} \quad [\Omega] \tag{3-55}$$

となり，電流 I と電源電圧 E の位相差 ϕ は，

$$\phi = \tan^{-1}\left(\frac{X_C - X_L}{R}\right) = \tan^{-1}\left(\frac{\frac{1}{\omega C} - \omega L}{R}\right) \quad \left[\tan\phi = \frac{\frac{1}{\omega C} - \omega L}{R}\right] \tag{3-56}$$

となる．式（3-56）右辺の分子で，$\frac{1}{\omega C} - \omega L > 0$ であれば，位相差 ϕ は負となるため，電圧は電流より位相が遅れ，RLC 直列回路は**容量性**を示す．

③ $X_L = X_C$ の場合

最後に，誘導リアクタンス X_L と容量リアクタンス X_C とが等しい場合，

$$\omega L - \frac{1}{\omega C} = 0 \qquad \therefore \omega L = \frac{1}{\omega C} \tag{3-57}$$

となり，お互いのリアクタンスが打ち消し合い，抵抗だけの回路となるので，

$$E = R \cdot I \quad [\text{V}] \tag{3-58}$$

$$\therefore I = \frac{E}{R} \quad [\text{A}] \tag{3-59}$$

$$Z = R \quad [\Omega] \tag{3-60}$$

となる．

　図 3-30 a の RLC 直列回路において，抵抗，インダクタンス，キャパシタンス各々の電圧波形と回路に流れる電流波形を**図 3-31** に示した．
　RLC 直列回路のほか，**RC 直列回路**，**RL 直列回路**の特徴（回路全体のインピーダンス，ベクトル図を用いた電圧と電流の関係）を**表 3-4** にまとめた．
　次に，RLC 直列回路（**図 3-30 a**）における共振特性について考える．図

表 3-4 RLC 直列回路の特徴

回路の構成	回路図	インピーダンス [Ω]	電圧と電流の関係（ベクトル図）
RL 直列		$Z=\sqrt{R^2+(2\pi fL)^2}$	
RC 直列		$Z=\sqrt{R^2+\left(\dfrac{1}{2\pi fC}\right)^2}$	
RLC 直列		$Z=\sqrt{R^2+\left(\omega L-\dfrac{1}{\omega C}\right)^2}$	$V_L>V_C$ のとき

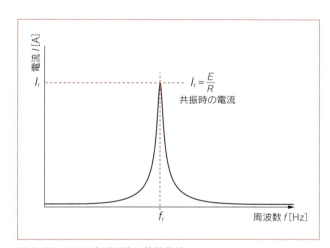

図 3-32 RLC 直列回路の共振曲線

3-30 a において，電源電圧 E の周波数を変化させると，式 (3-50) からもわかるように，誘導リアクタンス X_L や容量リアクタンス X_C が変化することで電流 I の大きさも変化する．この電流と周波数との関係を示した曲線を共振曲線（図 3-32）という．特に，誘導リアクタンス X_L や容量リアクタンス X_C の大きさが等しくなった場合（式 (3-57)）には，誘導リアクタンス X_L と容量リアクタンス X_C の位相が π（180°）ずれる．お互いのリアクタンス成分が打ち消し合った時の電流を I_r とすると，その大きさは式 (3-55)，(3-60) より，

$$I_r = \frac{E}{\sqrt{R^2}} = \frac{E}{R} \tag{3-61}$$

となり，抵抗値のみで電流の大きさが決まり，最も大きな電流が流れることがわかる．

電流I_rの時の角周波数をω_rとすると（図 3-32 のピーク部分），式（3-57）より，

$$\omega_r L = \frac{1}{\omega_r C} \tag{3-62}$$

となり，式（3-61）および式（3-62）の状態を**直列共振**とよぶ．この時，共振条件式（3-62）より，

$$\omega_r^2 LC = 1 \quad [(2\pi f_r)^2 LC = 1] \tag{3-63}$$

となるため，**直列共振周波数**f_rは，

$$f_r = \frac{1}{2\pi\sqrt{LC}} \tag{3-64}$$

と表すことができる．

式（3-64）に図 3-30 a における各定数（インダクタLとキャパシタCの値）を代入すると，直列共振周波数f_rは，

$$f_r = \frac{1}{2\pi\sqrt{7.958\times10^{-3}\times7.958\times10^{-6}}} \approx 631\,\text{Hz} \tag{3-65}$$

となる．

共振回路は，アマチュア無線装置やテレビ，ラジオなど，多くの周波数のなかから希望するチャネル（周波数）を選択する時の回路（同調回路）として用いられている．また，医用テレメータや電気メスなどの医療機器においても使用されている回路である．

> **並列共振回路と共振周波数**
> 本節では，RLC 並列共振回路（抵抗RとインダクタLとキャパシタCが電源電圧に対して並列に接続されている回路）についての説明は省略した．RLC 並列共振回路でも，インダクタとキャパシタのリアクタンス成分が等しくなるため，お互いの電流は打ち消し合い，回路を流れる電流Iは 0（最小）となる（回路のインピーダンスは無限大）．並列共振周波数は，直列共振時と同様，式（3-64）となる．

Ⅳ 過渡現象と時定数

1 過渡現象と時定数

前節で述べてきたインダクタやキャパシタを含む電気回路において，スイッチの on/off 直後の回路の電圧や電流は不安定な状態を示すが，時間とともに安定状態に落ち着く．このように，ある定常状態から次の定常状態に移行する過程で起こる不安定な状態を**過渡状態**といい，過渡状態が起きる電圧や電流の変化を過渡現象とよぶ．電気回路においては，インダクタやキャパシタを含んだ回路に直流電圧源を接続し，スイッチを on にしたり off にしたりしたとき，回路の電圧や電流が徐々に変化して別の状態に落ち着く状態（**定常状態**）を指す．その変化の速さを表す目安として**時定数**が用いられ，量記号にτ（**タウ**），単位に［s］（秒）が用いられる．回路における電圧や電流の変化は，時定数が小さいほど急激となり，時定数が大きいほど緩やかになる．時定数は定常状態の約 0.63 倍（または 0.37 倍）になるまでの時間で示される（後述）．

> **インダクタの例**
> 昇圧コイルを用いたスパークプラグや蛍光灯器具（インバータ器具でない）の点灯など．

> **キャパシタの例**
> カメラのフラッシュランプ（ストロボ）の点灯など．

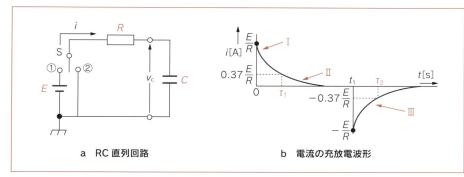

図 3-33 RC 直列回路における時定数の概念

2 RC 直列回路の過渡現象

前節で説明したように，キャパシタに電気を蓄えることを**充電**，電荷を放出することを**放電**という．実際の回路において，キャパシタを充放電させるには，抵抗 R とキャパシタ C の直列回路を用いる．R と C が直列に接続された回路を RC 直列回路という（**図 3-33**）．

RC 直列回路（**図 3-33 a**）で，スイッチ S を直流電圧源 E 側の①に切り換えた瞬間（$t=0\,\mathrm{s}$）からの電流の流れ方に着目する．電流（$i=\dfrac{E}{R}$[A]）は E から R を通って流れると，電荷が C（の極板）に蓄積する（**図 3-33 b**）．スイッチ S を①に切り換えた直後（**図 3-33 b-Ⅰ**）の電流は，C に流入する変化の割合は大きいが，電荷が蓄積されるにつれ時間の経過とともに E からの電流の流入は減少し（変化が緩やかになる），C の両端電圧 v_C が E と等しくなるまで続く（電荷の移動がなくなる，**図 3-33 b-Ⅱ**）．また，スイッチ S を②に切り換えた場合は，C に蓄積された電荷が放出されるので，逆向きの電流（$i=-\dfrac{E}{R}$[A]）が流れ，電荷が 0 になるまで電荷の移動（放電）が続く（**図 3-33 b-Ⅲ**）．このように，ある状態（$v_C=0\,\mathrm{V}$）からある状態（$v_C=E$ [V]）に変化する現象を**過渡現象**とよぶ．

スイッチ S を①に切り換えた直後から，E と等しい電圧に落ち着くまでに要する時間は，静電容量 C [F] と抵抗 R [Ω] に依存する．R が大きければ，C に流れる電荷量が少ないので時間は長くなり，同様に C が大きければ貯められる電荷量が増えるので時間も長くなる．この時間は R と C の積に比例し，R と C の端子電圧が定常状態になるまでの時間的変化を表すのに**時定数**（time constant：τ）[s] が用いられ，

$$\tau = R \cdot C\ [\mathrm{s}] \tag{3-66}$$

として表される．

この時定数 τ [s] は，**図 3-34 a** に示した RC 直列回路にパルス電圧 v_i を入力し，出力電圧 v_o が減少する時（$t=0\,\mathrm{s}$ 直後）の傾きの接線を延長させ，$v_o=0.37\,v_i$ となる時間として求めることができる（**図 3-34 b**）．

抵抗のない回路
回路に抵抗がない場合，電源電圧にキャパシタ（C）をつなぎ回路のスイッチを on にする（充電する）と，瞬間的に大電流（突入電流）が C に流れ，その後 C の両端電圧は電源電圧と同じ電圧を保つことになる．容量 [F] の大きな C の場合は破裂の危険などを伴うので，直列に抵抗を入れて突入電流を制限する必要がある．反対に，スイッチを off にする（放電する）と，乾電池の＋極と－極を導線などで直接接続した場合と同じであり，一瞬で放電する（火花が散る場合もある）．

キャパシタの初期条件
$t\leq 0\mathrm{s}$ では，電荷はキャパシタに溜まっていないものとする（キャパシタの端子間電圧は $v_C=0\mathrm{V}$）．

身の回りの過渡現象
コップに落とした一滴のインクがコップ全体に拡散していく現象や，熱（高温）をもった物体が自然に冷却する現象など．

時定数 τ の単位
時定数 τ の単位は，[Ω]＝[V]/[A]，[F]＝[C]/[V]，[C]＝[A]・[s] の関係から，$\tau=R\cdot C=[\Omega]\cdot[\mathrm{F}]=\dfrac{[\mathrm{V}]}{[\mathrm{A}]}\cdot\dfrac{[\mathrm{C}]}{[\mathrm{V}]}=\dfrac{[\mathrm{V}]}{[\mathrm{A}]}\cdot\dfrac{[\mathrm{A}]\cdot[\mathrm{s}]}{[\mathrm{V}]}=[\mathrm{s}]$ となることが確認できる．

時定数 τ の計算例
式 3-66 より図 3-34 に示した定数を用いると，$C=1\,\mu\mathrm{F}\,(=1\times10^{-6}\mathrm{F})$，$R=1\,\mathrm{M}\Omega\,(=1\times10^{6}\,\Omega)$
∴ $\tau=RC=1\times10^{-6}\times1\times10^{6}=1\mathrm{s}$ となる．

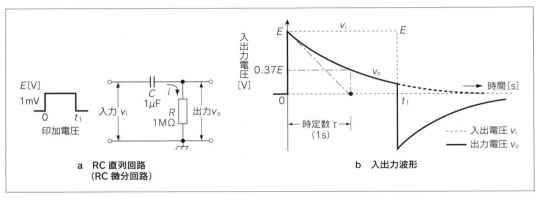

図 3-34 ステップ電圧入力時の RC 回路と入出力波形

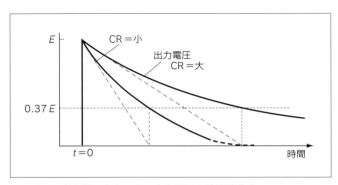

図 3-35 時定数の大小による出力電圧の時間的変化

図 3-34 a において，R の端子電圧 v_o が定常状態になるまでの時間的変化を数式で表すと，

$$v_o = E \cdot \varepsilon^{-\frac{t}{CR}} \left\{ \text{or} = E \cdot \exp\left(-\frac{t}{CR}\right) \right\} \text{ [V]} \tag{3-67}$$

（ただし，$\varepsilon = 2.718\cdots$ は自然対数の底）

となり，出力電圧が指数関数的に減少していくことがわかる．前述したように，式 (3-67) の ε の指数部分 $-\frac{t}{RC}$ にて，RC の値が大きくなれば $-\frac{t}{RC}$ は小さくなり v_o の時間的変化は緩やかとなり，RC の値が小さくなれば $-\frac{t}{RC}$ は大きくなり v_o の時間的変化は早くなる（図 3-35）．図 3-34 a での出力（R の端子電圧）は $v_o = RC \frac{dv_i}{d_t}$ となり，出力は入力 $0.37\,v_i$ の微分に比例する．つまり，パルス電圧を入力すると，入力電圧が変化した時間のみ出力信号として現れ（突起状の正負のパルス，図 3-34 b），この回路を**微分回路**とよぶ．

図 3-34 a の C と R を入れ替えた場合，C の両端電圧 v_C は，

$$v_c = E\left(1 - \varepsilon^{-\frac{t}{CR}}\right) \left[\text{or} = E\left\{1 - \exp\left(-\frac{t}{CR}\right)\right\}\right] \text{ [V]} \tag{3-68}$$

となる．パルス電圧（v_i）を加えた後，時定数 τ になるまで時間が経過すると，

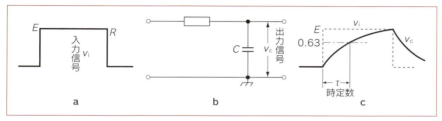

図 3-36　CR 直列回路（積分回路）の入出力波形

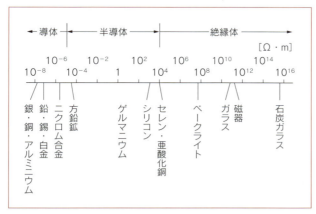

図 3-37　各種物質の抵抗率

C の出力電圧 v_C は入力電圧の 63% まで上昇する（**図 3-36**）．このようにパルス電圧 v_i を入力すると，入力電圧の一定時間部分が積分され，C で充放電される波形として出力されることから，この回路を**積分回路**とよぶ（**図 3-36 b**）．

> 低域遮断数 f_C と時定数 τ
> RC 直列回路の低域遮断数 f_C と時定数 τ との間には，$f_C = 1/2\pi\tau = 1/2\pi CR$ [Hz] の関係がある（第 4 章 p. 82 参照）．

V　半導体の性質と用途

1　半導体の特徴

　半導体は，物質の状態からみると固体に分類される．電気の通しやすさからみると電気をよく通す導体と電気を通さない絶縁体との中間にある物質（元素）のことである（**図 3-37**）．電気をよく通す金属は**導体**であり，電気を伝えにくいガラスや紙などは**絶縁物**（絶縁体）とよばれている．これらに対して，半導体は導体と絶縁体の中間程度の抵抗率をもち，純粋な半導体は金属と比べると電気を通しにくいが，微量の不純物を入れると電気を通しやすくなる．また，金属と異なり温度が上昇すると抵抗値が減る，という性質をもっている．

　半導体の特徴は，その抵抗率が導体と絶縁体の中間であるというだけでなく，半導体を構成する代表的な物質（元素）が，**シリコン**（Si）やゲルマニウ

周期＼族	12	13	14	15	16
3		13 **Al** アルミニウム	14 **Si** ケイ素	15 **P** リン	16 **S** 硫黄
4	30 **Zn** 亜鉛	31 **Ga** ガリウム	32 **Ge** ゲルマニウム	33 **As** 砒素	34 **Se** セレン
5	48 **Cd** カドミウム	49 **In** インジウム	50 **Sn** スズ	51 **Sb** アンチモン	52 **Te** テルル

図 3-38 半導体材料として使われる主な元素
濃い赤色：単体で半導体として用いられる元素．
淡い赤色：化合物半導体として用いられる元素．

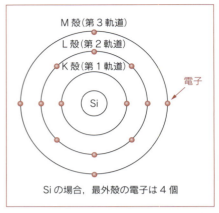

図 3-39 シリコン（Si）の原子構造（ボーアの原子モデル）

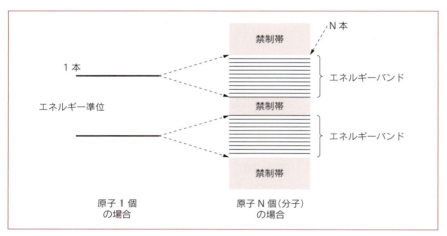

図 3-40 原子，分子のエネルギー準位

ムだということである（**図 3-38**）．現在，半導体の多くの原料としてシリコンが使われている．シリコン（ケイ素）は，周期表の 14 族に属していて（**図 3-38**），原子核の周りに合計 14 個の電子をもっている（**図 3-39**）．原子構造において，電子が位置している（飛び回っている）場所を電子殻といい，この電子殻は何重かに分かれていて，内側から K 殻（電子 2 個），L 殻（電子 8 個），M 殻（電子 18 個）で構成されている（**図 3-39**）．

電子は，原則として内側から入っていき，一番外側の電子殻にある**最外殻電子**は**価電子**とよばれ，エネルギー準位を構成する（**図 3-40**）．原子核に近い K 殻にある 2 つの電子は，原子核に強く引きつけられており，原子核から離れることはできないが，最も外側にある価電子は原子核との結びつきがあまり強くないため，熱や光，電界などの外部からエネルギーが加わると，原子核との結びつきから離れて物質中を移動しはじめる．これを導体や絶縁体と比較して

60　第 3 章　電気・電子工学の基礎

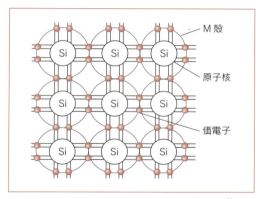

図 3-41 シリコン（Si）の共有結合の概念図[2]

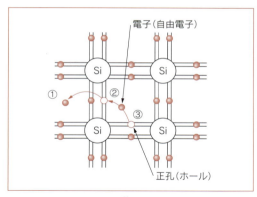

図 3-42 価電子の移動[2]

考えると，原子核との結びつきが弱く電子が自由に動きやすい金や銀，銅などの導体（金属）の価電子は，わずかなエネルギー（電圧）を加えても電流は流れるが，絶縁体では原子核と価電子との結びつきが強いので，電圧を加えても電流が流れにくい（抵抗が大きい）．純粋な Si は，原子やイオンが規則正しく配列している固体（結晶）を作っている．最外殻にある 4 個の価電子は原子自身の結合の手となり，各原子は周囲の 4 個の Si 原子と各々 1 個ずつ価電子を共有しあい，8 個ずつの価電子をもっているかのような状態で結合している（共有結合）．この共有結合は 14 族に特徴的な結合であり，この状態がもっとも安定した状態で，電子は各原子から離れて自由に動き回ることはできない（図 3-41）．

Si 結晶中では電子は原子核に束縛されていて自由に動き回れないが，実際には熱や光，電界などのエネルギーを加えることによって価電子のエネルギーが高くなると，その価電子は結晶中に飛び出して**自由電子**となる．価電子が自由電子として飛び出したあとは，孔（あな）となる（図 3-42）．この孔は，マイナスのイオンが抜けてできたもので，物理的な孔ではなく，電気的にプラスの状態を指し，このプラスの孔のことを**正孔（ホール）**という（図 3-42 の③）．正孔はプラスのためマイナスのイオンを引き込み，電子が正孔に入ればプラスマイナスが相殺されて正孔は消滅する．このように，価電子が飛び出して自由電子が移動する軌跡をたどると，実際に移動したのは電子であるが，みかけ上，正孔が②から③に移動したようにみえる（図 3-42）．Si 結晶に電界を加えた場合，電子は電界とは逆方向へ移動するため，正孔は電子とは逆に電界の方向へ移動する．つまり，みかけ上はプラスの電荷をもった正孔が移動することになるので，これに伴い電流が生じる（正孔電流）．このように，自由電子や正孔は，電流を流す担い手（運び屋）となるので，自由電子や正孔のことを**キャリア**とよぶ．Si のような純粋な結晶構造をもった半導体を**真性半導体**とよぶ．真性半導体にもキャリアは存在するが，非常に数が少ないのでほとんど電流を流すことができず，電気抵抗としては絶縁体に近い性質となる．

表 3-5　n型半導体とp型半導体[2]

	a　n型半導体	b　p型半導体
不純物の種類	ヒ素(As)，リン(P)，アンチモン(Sb)	インジウム(In)，ガリウム(Ga)，アルミニウム(Al)
価電子の数	5	3
呼び名	ドナー	アクセプタ
構造	（Si結晶中にP原子、①に余った電子）	（Si結晶中にIn原子、①に正孔）

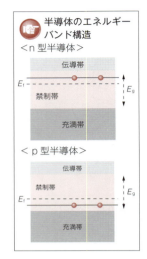

半導体のエネルギーバンド構造
<n型半導体>
<p型半導体>

2　n型半導体とp型半導体

　前述のように，Siなどの真性半導体のみではキャリアが少なく電流が流れることは難しいので，実際には，ある特定の不純物をSi原子にごく少量添加（ドーピング）して用いられ，そのときの条件（不純物の種類と量や濃度）によって特異な性質を呈する半導体がつくられる（**不純物半導体**）．不純物として加える元素の種類によって，n型半導体とp型半導体があり（**表 3-5**），電気が流れる仕組みが異なる．Si結晶をつくるときに，不純物として5価の価電子をもった元素，たとえばリン（P）を添加すると，Si原子が共有結合される位置にP原子が入り込む（**表 3-5 a**）．このとき，P原子がもつ5個の価電子のうち4個はSiの価電子と共有されるが，残る1個の価電子は共有する対象がないため，**表 3-5 a**の①のように結晶中で余った状態となる．このような電子は，外部からの熱や光，電界などのエネルギーが加わると，容易にP原子から離れて結晶中へ飛び出していくことができる．この電子が電気伝導を生じさせる**自由電子**となる．ごくわずかのP原子をSi原子に加えることによって，電流が流れやすい状態となる．この場合，マイナスの電荷（negative charge）をもった電子が電気伝導を担うキャリアとなって生じるため，**n型半導体**とよぶ．結晶をn型にする不純物を**ドナー**とよび，リン（P）のほか，ヒ素（As）やアンチモン（Sb）などの5価の価電子をもった原子からなる物質が不純物として用いられる（**図 3-38**，**表 3-5 a**）．

　一方，3価の価電子をもつ元素，たとえばインジウム（In）を不純物として添加した場合の結晶は**表 3-5 b**のようになる．n型半導体と同様に，3価の価電子をもつ不純物原子は，周囲の4価のSi原子と完全な結合ができない（電子が1個足りず，共有結合の手が1つ余った状態）．したがって，この不純物原子のまわりは，はじめから電気的にプラスの状態となっており，正孔が1つ

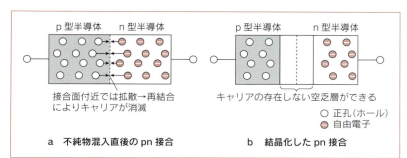

図 3-43 ダイオード（pn 接合）の構造[2]

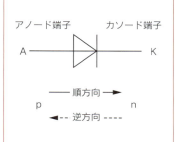

図 3-44 ダイオードの図記号

生じている．この正孔は近くの結合部分の電子が容易に移動できる状態なので，正孔が Si 結晶中，他の結合部分まで移動して，また別の正孔をつくることになる．つまり，ごくわずかの In 原子を Si 原子に加えることによって，プラスの電荷をもった正孔が移動して電流が流れやすい状態になる．この場合，正孔（positive hole）が電気伝導を担うキャリアとなるので，**p 型半導体**とよぶ．結晶を p 型にする不純物をアクセプタとよび，インジウム（In）のほか，ホウ素（B）やアルミニウム（Al），ガリウム（Ga）などの 3 価の価電子をもった原子からなる物質が用いられる（**図 3-38**，**表 3-5 b**）．

このように，5 価や 3 価の元素を加えることによって作られる不純物半導体である n 型半導体や p 型半導体は，真性半導体に比べて電流は流れやすい構造となっているが，これだけでは半導体としての特徴が出せないため，n 型半導体や p 型半導体を組み合わせて使用することによって半導体固有の特徴が生まれ，ダイオードやトランジスタとして用いられる．

3 ダイオード，トランジスタ，FET の基本的性質
1） ダイオードの基本的性質

p 型半導体と n 型半導体を接合し，各々の領域端に電極端子を接続した素子を**ダイオード（pn 接合ダイオード）**という（**図 3-43 a**）．p 型半導体と n 型半導体の接合境界面では，**拡散現象**により移動してきた正孔と自由電子が再結合し，キャリアの存在しない領域が生じ，これを**空乏層**という（**図 3-43 b**）．

ダイオードの図記号を**図 3-44** に示す．実線矢印の指す方向を順方向とよび，半導体領域の p 型から n 型（アノード端子からカソード端子）の方向を示す．破線矢印の指す方向を逆方向とよび，半導体領域の n 型から p 型（カソード端子からアノード端子）の方向を示す．

カソード（n 型）より**アノード**（p 型）の電位が高くなるように電圧を加えると，p 型内の正孔がアノード端子（正極）と反発し，n 型内の電子がカソード端子（負極）と反発し，お互いのキャリアが加速され空乏層に向かって移動する．これにより，空乏層の電位障壁が小さくなり，双方のキャリアが接合面

> **空乏層**
> 不純物を含む 4 価原子内でキャリアの再結合が起こると，3 価のアクセプタ原子がマイナスイオン化し，5 価のドナー原子はプラスイオン化する．これにより，空乏層内に内部電界が生じ，キャリアの移動を妨げる．

> **アノード，カソード**
> アノード（anode）：p 型半導体側に接続する電極端子．
> カソード（cathode）：n 型半導体側に接続する電極端子．

V 半導体の性質と用途 63

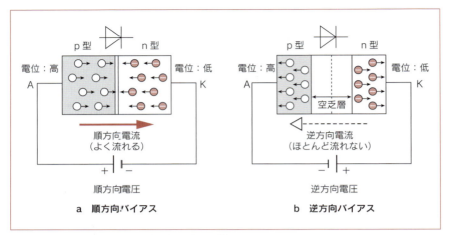

図 3-45　順方向バイアス，逆方向バイアス[2]

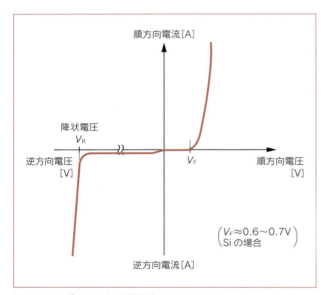

図 3-46　ダイオードの静特性

を通り抜ける（移動する）．つまり，多数キャリアが移動するため，アノードからカソード方向に電流が流れる（**図 3-45 a**）．この電流を**順方向電流**といい，図 3-45 a の向きにダイオードに加えた電圧を**順方向電圧**（**順方向バイアス**）という．逆に，図 3-45 b のような接続をすると，p 型内の正孔はアノード端子（正極）に引き寄せられ，n 型内の電子がカソード端子（負極）に引き寄せられることにより，電位障壁が大きくなる（空乏層の幅が広がる）ため，電流はほとんど流れなくなる．この電流を**逆方向電流**といい，図 3-45 b の向きにダイオードに加えた電圧を**逆方向電圧**（**逆方向バイアス**）という．このように，ダイオードに順方向バイアス，逆方向バイアスを加えて流れた電流との特性をダイオードの**静特性**という（**図 3-46**）．

 静特性
静特性とは，一般に直流特性（電圧－電流特性）を指す．時間軸を持たない特性で，パラメータを急に変化させずに測定した特性．

ダイオードの電圧降下 V_F
ダイオードは，順方向電圧がある一定電圧（V_F）に達するまで電流が流れず，V_F を境に順方向電流が急激に流れる（指数関数的に増加する）特性を示す．V_F の値はダイオードの母材で決まり，Si では 0.6～0.7V 程度，Ge では 0.3～0.4V 程度である．

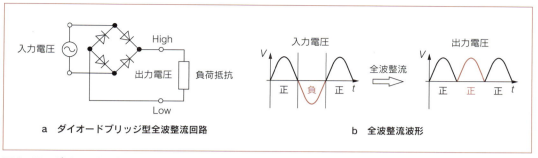

図3-47 ダイオードの整流作用（全波整流）

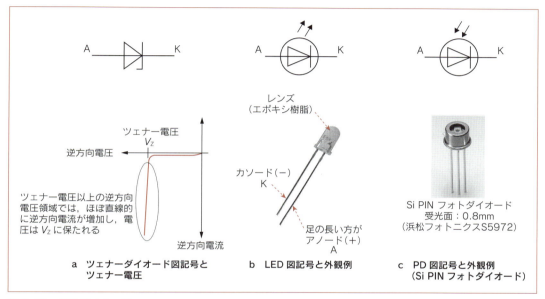

図3-48 各種ダイオード

　一般にダイオードは，電流の流れを一方向に制御する（整流する）特徴（**図3-47**）を利用した**整流用ダイオード**が，ACアダプタなど電源回路に利用されている（p.70〜71参照）．その他，安定化直流電源の電圧出力など，逆方向電圧を用いて電圧を一定に保つことが可能な**ツェナーダイオード（定電圧ダイオード）**や，光を放射する**LED**（light emitted diode），光電効果により光を吸収し電気信号に変換する**PD**（**photo diode**）などがある（**図3-48**）．

2) トランジスタ（バイポーラトランジスタ）の基本的性質

　バイポーラトランジスタ（bipolar transistor）は，p型半導体とn型半導体をnpn，あるいはpnpとなるように接合したものである（**図3-49**）．npnバイポーラトランジスタの3つの端子はそれぞれ，**ベース**（B：base），**コレクタ**（C：collector），**エミッタ**（E：emitter）と名付けられている．中央Bのp型半導体は薄くつくられているので，両端のn型半導体は近接している

V 半導体の性質と用途

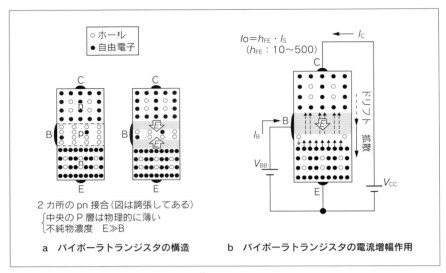

図 3-49　npn バイポーラトランジスタ[2]

構造となっている（**図 3-49 a**）．また，中央 B の p 型半導体中の不純物濃度は低く，キャリアが少ない．**図 3-49 b** のように，BC 間の pn 接合に逆方向バイアス（V_{CC}）をかけ，BE 間の pn 接合に順方向バイアス（V_{BB}）をかけると，空乏層が薄くなり E 内の多数キャリア（電子）は濃度差によって，中央の p 型半導体へ拡散して C 側へ引き込まれ（ドリフト現象），これがコレクタ電流 I_C となる．また，B 内に入った電子のうち，わずかな電子（数 % 以下）は B 内のホールと再結合し，ベース電流 I_B となる．このように，BE 間に順バイアス電圧をかけて空乏層を制御すると，B 端子に流れるベース電流 I_B に比例した電流 I_C を流すことができ，

$$I_E = I_B + I_C \tag{3-69}$$

$$I_C = h_{FE} \cdot I_B \tag{3-70}$$

と表すことができる．この h_{FE}（比例定数）は**電流増幅率**とよばれ，バイポーラトランジスタの基本性能指標の 1 つとなっている．

3）FET の基本的性質

　FET（field effect transistor）は，構造上，**J-FET（接合形）**と **MOS（metal oxide semiconductor）FET（絶縁ゲート形）**に大別できる．バイポーラトランジスタと異なるのは，信号入力部の入力抵抗が非常に高く，前者は $10^8 \sim 10^{11}$ Ω 程度，後者はさらに高く $10^9 \sim 10^{12}$ Ω 以上である．また，電流を流す担い手となるキャリアの種類が 1 種類（自由電子かホール）となる．

　J-FET は，n チャネルにバイアス（V_{CC}）をかけたときの正極側を**ドレイン**（D：drain，トランジスタのコレクタに相当），負極側を**ソース**（S：source，トランジスタのエミッタに相当）といい，信号入力部を**ゲート**（G：gate，ト

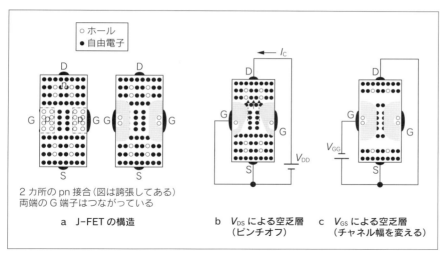

図 3-50　nチャネル J-FET[2)]

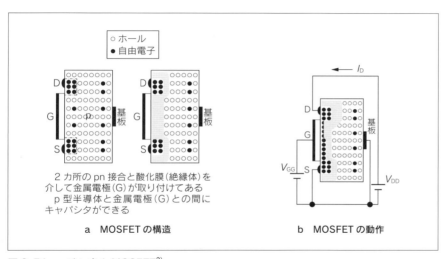

図 3-51　nチャネル MOSFET[2)]

ランジスタのベースに相当）という（**図 3-50 a**）．DS 間の電流の通路をチャネルとよび，空乏層によってチャネルが塞がれた状態を**ピンチオフ**とよぶ（**図 3-50 b**）．図 3-50 b のように，D 端子に順方向バイアス（V_{DD}）を加えると，DS 間に電流が流れる．一方，GD 間の pn 接合は逆方向バイアスとなっている．G 周りのチャネルには，正孔や電子のなくなった空乏層ができ，チャネルの幅が狭められるが（ピンチオフ状態），電流は流れ続ける．次に，GS 間の pn 接合に逆方向バイアス（V_{GG}）をかけると，空乏層の大きさを変えることができ，DS 間のチャネル幅が狭まり，チャネル抵抗が増加する（**図 3-50 c**，GS 間は逆方向バイアスなので G 端子に電流は流れない）．言い換えると，G 端子に電流を流したくないので，GS 間に逆方向バイアスをかけて使用する．したがって，G に加わる電圧の大きさにより，DS 間の電流を制御することが

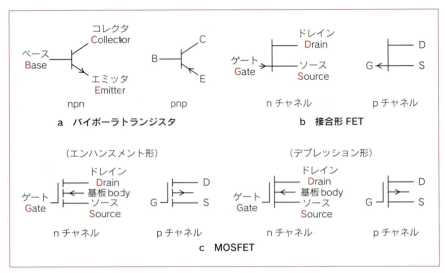

図 3-52 トランジスタの図記号

できる．

　MOSFET は，ゲートとなる p 型半導体とチャネルである n 型半導体を接合せず，非常に薄いシリコン酸化膜の絶縁膜を介して貼りつけたような構造となっている（**図 3-51 a**）．G に電圧を加えなくとも DS 間に電流が流れる**デプレッション形**と，G に電圧を加えなければ DS 間に電流が流れない**エンハンスメント形**がある．MOSFET の動作を**図 3-51 b** に示す．G 端子に順方向バイアス（V_{GG}）を加えると，p 型半導体の G 電極近傍に自由電子（少数キャリア）が引き寄せられ，自由電子の通り道（n チャネル）ができる（**図 3-51 b**）．GS 間電圧（V_{GG}）を増加させると，チャネルの導電率が増加するため，DS 間の電流が増加する．GS 間電圧（V_{GG}）によりチャネルが広がる一方で，DS 間電圧（V_{DD}）により D 側の空乏層が拡大し，チャネルが狭められる．J-FET と同様，ピンチオフ電圧をこえて DS 間電圧（V_{DD}）を増加しても，電流はほぼ一定の値となる．

　最後に，トランジスタの図記号を**図 3-52** に示す．図記号中の矢印は，pn 接合の順方向を表す決まりとなっている．

● 参考文献
1) 中島章夫, 他：医用電気工学 1（戸畑裕志他編）．第 2 版, 医歯薬出版, 2015.
2) 中島章夫, 他：医用電子工学（中島章夫他編）．第 2 版, 医歯薬出版, 2015.

第4章 医用電子回路

I アナログ回路

　現在の電子機器に用いられている電子回路はデジタル回路（次節）が主流であるが，心電図などの生体信号のほか，音（オーディオ）や電磁波（放送）などは元々時間的に連続した信号（＝アナログ信号）である．現在，そして将来においても，信号はほとんどデジタル化されて利用されることが予想されるが，元の信号源であるアナログ信号を処理する回路は普遍的（基本的技術）といえる．

　そこで本節では，医療機器や身の回りの電子機器の作動を理解するうえで基本となる以下の3つの回路について学ぶ．

　第1に，すべての電子機器は作動させるために直流電源を必要とする．直流電源は通常，交流電源（AC，商用交流電源）から直流に変換してつくられ，この働きをする回路を電源回路とよぶ．ほぼすべての電子機器（冷蔵庫などの家電製品，スマートフォンの充電，電気メスや検体検査機器，画像診断機器などの医療機器，など）に用いられている回路である．

　第2に，微小な生体信号を大きく（増幅）するための増幅回路が必要となる．心電図などの生体電気現象は一般に表皮上から電極などを通じて導出されるため，組織や皮膚によって生体信号が減衰され，検出できる生体信号は非常に小さくなってしまう．この信号振幅の大きさは，脳波で数μV（1μV$=10^{-6}$V）〜数百μV，心電図で数mV程度（1 mV$=10^{-3}$V），筋電図では10μV〜10 mV程度である．このような微小な生体信号では，直接メータを振らせることも，画面に表示させることもできないため，生体信号を大きく（増幅）してから記録・観察するために，増幅回路が必要となる．

　第3に，増幅器で増幅した生体信号には目的の信号のほかに雑音が含まれ，増幅器の周波数帯域が広いほどその雑音量は多くなる．したがって，目的の信号のみを取り出すため，特定の周波数帯域の信号を通過させたり（kHz帯域まで広がる筋電図の入った信号から100 Hz程度までの心電図信号を通過させる），あるいは除去（心電図信号から，商用電源周波数である50/60 Hzのハム雑音を除去）する機能が必要となり，この目的のための回路をフィルタ回路という．

　このほか，電子回路にはさまざまなノイズを除去したり，インピーダンスを変換するなど多くの機能を有する回路が用いられているが，前述の3つの基

I　アナログ回路　69

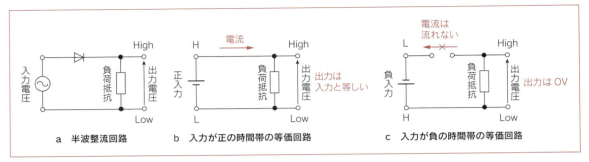

図 4-1 半波整流回路

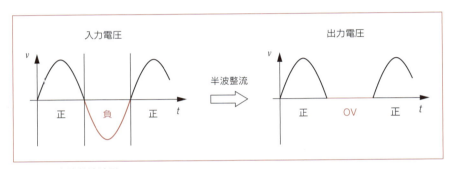

図 4-2 半波整流波形
図 4-1 の b, c に対応して，出力電圧が入力電圧と等しい時間帯と出力電圧が 0V になる時間帯が交互になる．

本回路について理解を深める．

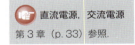

直流電源，交流電源
第 3 章（p. 33）参照．

1 電源回路

電子機器で利用されている実際の電源は，交流で送られてきた電圧信号から，変圧→整流→平滑化→定電圧化→安定化という段階を経て直流電圧を得ている．ここでは，整流と平滑化を行う回路について学ぶ．

1）整流回路

わが国の商用交流電源の周波数は 50 Hz（60 Hz）であり，1 秒間に 50 回（60 回）正負が入れ替わっている．そのような電源では，電子機器は作動しないため，最終的に時間的に電圧変動しない一定電圧をつくる必要があり，その第一段階として交流の正の部分だけを取り出すのが**整流回路**である（図 4-1a）．電源が正の時間帯（図 4-1b）はダイオードが導通し，入力電圧がそのまま出力電圧となる．逆に，電源が負の時間帯（図 4-1c）は電流が流れず，出力電圧は 0 V となる（図 4-2）．

図 4-1 の**半波整流回路**では，正電圧のみを出力することができたが，負電圧分は出力されず無駄にしている．そこで，4 つのダイオードを使い（図 4-3a），2 つずつの組のダイオードがセットで導通（図 4-3b）と非導通（図

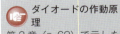

商用交流電源の周波数
糸魚川静岡構造線を境に，東日本で 50Hz，西日本で 60Hz．

ダイオードの作動原理
第 3 章（p. 62）で示したように，理想的なダイオードでは順方向の電圧降下は 0V として考える．

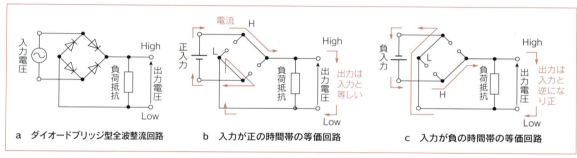

図4-3 ダイオードブリッジ型全波整流回路

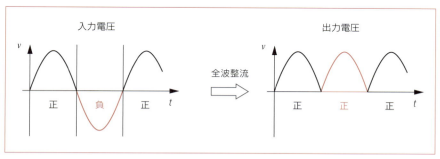

図4-4 全波整流波形
図4-3のb，cに対応して，出力電圧が入力電圧と等しい時間帯と反転している時間帯が交互になり，（ほんの一瞬を除いて）出力は常に正となる．

4-3c）を繰り返すようにする．この回路により，半波整流回路で無駄にしていた負電圧の入力を利用することが可能となる．**全波整流回路**では，入力電圧の正負によってダイオードの導通・非導通が変化し，電流の通るコースが変わるが，出力側の抵抗には必ず一定方向に電流が流れるため，入力信号の正負にかかわらず，出力電圧が正電圧になる（図4-4）．

2）平滑回路

　全波整流回路や半波整流回路では，出力電圧が負にならなくなったが，凹凸とした脈波のままで直流とはほど遠い波形である．そこで，より直流（一定）電圧に近い出力を得るためにキャパシタの充放電現象を利用したものが**整流平滑化回路**である（図4-5）．図4-5は図4-3の出力側の負荷抵抗と並列にキャパシタが接続されている回路となっている．したがって，図4-5の電流の流れを図4-3と同様に考えると，入力電圧が正方向になっている時間帯（図4-3b）でも，次の周期の入力電圧が負の時間帯（図4-3c）でも，キャパシタへの充電は非常に速やかに行われ，キャパシタ電圧（出力電圧）は入力電圧の最大値まで上昇する．入力電圧が最大値から下がってくると，キャパシタからの放電はダイオード側へは逆方向となっていて放電はできない（図4-6b）．その結果，キャパシタからの放電は負荷抵抗を通るため，抵抗とキャパシタの

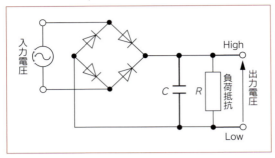

図 4-5　整流平滑化回路（全波整流）

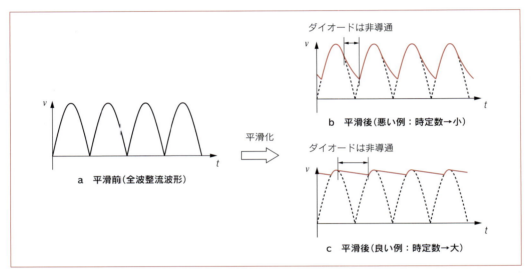

図 4-6　交流信号の平滑化（全波整流）
a の半波整流波形を平滑化した場合の出力が b, c となる．
時定数が小さい回路構成の場合，b のように放電が速やかに行われて出力電圧が下がってしまうが，時定数を長くすれば c のように放電がほとんど行われず出力電圧は直流に近づく．

大きさから計算される**時定数 $\tau = CR$ [s]** の大きさによる時間がかかってしまう．時定数 τ [s] が入力電圧の周期 [s] より十分に大きい場合，放電が十分に進まないうちに再び入力電圧が大きくなり充電が行われる．つまり，キャパシタ電圧（出力電圧）がほぼ一定値のままとなり，平滑化されたことになる（**図 4-6c**）．このとき，平滑化された出力電圧は入力電圧の最大値にほぼ一致する．

3）リップル率

　前述したように，ダイオード（整流回路）とキャパシタ（平滑回路）を組み合わせることにより交流を直流に変換することができるが，わずかに交流成分が残っていると雑音の原因となる．τ が小さく平滑化が不十分な出力電圧（悪い例，**図 4-6b**）と，τ が十分に大きく平滑化された出力電圧（良い例，**図**

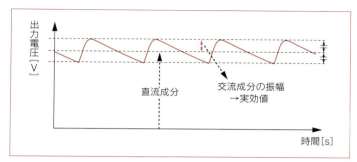

図4-7 リップル率

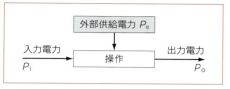

図4-8 増幅の概要

4-6c）において，整流した電圧と残存した交流成分の割合（平滑化の成功度合い）を表す数値として**リップル率**γがある（**図4-7**）．リップル率γは小さいほどよい．

$$\gamma = \frac{V_{AC}}{V_{DC}}, \quad リップル率 = \frac{交流成分の大きさ（実効値）}{直流成分の大きさ} \tag{4-1}$$

2 増幅回路

1）増幅器とは

増幅とは，回路や装置の一方に入力信号（入力電力）が与えられたとき，入力より大きい出力電力を次の回路（フィルタ回路など）へ供給することをいう（**図4-8**）．増幅回路にP_i［W］の入力が与えられると，その電力に外部から加えられている電力P_e［W］からエネルギーが供給され，P_eに比例した電力P_oを出力する．このような回路や装置を増幅器という．

2）増幅度と利得

増幅器に入力信号として供給された入力電力P_iと増幅器から出力信号として取り出した出力電力P_oの比P_o/P_iを**電力増幅度**という．電力の定義をオームの法則に当てはめると，電圧増幅，電流増幅も同様に考えることができる．

電圧増幅の場合，増幅器に入力電圧E_iを入力したとき，出力端子から出力電圧E_oが得られた場合，その回路の**電圧増幅度**A_vは，

$$A_v = \frac{E_o}{E_i} \ [倍] \tag{4-2}$$

と表すことができる．

増幅度の単位は［倍］を用いるが，**利得**（G：Gain）で表す場合は［dB（デシベル）］を用いる．対数を用いて入出力の比を求めたものを利得とよび，**電力利得**G_pは，$\log_{10}(P_o/P_i)$を10倍して，

$$G_p = 10 \log_{10} \frac{P_o}{P_i} \ [dB] \tag{4-3}$$

と表す．

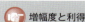

増幅度と利得

利得［dB］は，増幅度［倍］を対数を用いて入出力の比を求めたものであり，ベル［B］の単位が用いられる．ベルは10の累乗の指数をとっているので，倍率の大きな電力増幅度を表すのには適しているが，2倍程度（0.3B）の大きさを表すのは不便であるため，デシベル［dB］が用いられている．

I アナログ回路

入力電力 P_i，および出力電力 P_o はオームの法則より，

$$P_i = E_i I_i = \frac{E_i^2}{R_i} = I_i^2 R_i \qquad (4\text{-}4)$$

$$P_o = E_o I_o = \frac{E_o^2}{R_o} = I_o^2 R_o \qquad (4\text{-}5)$$

と表せる．式(4-4)，(4-5)を電圧および電流に注目し，$R_i = R_o = R$ として式(4-3)に代入すると，

$$G_E = 10\log_{10}\frac{\frac{E_o^2}{R}}{\frac{E_i^2}{R}} = 10\log_{10}\frac{E_o^2}{E_i^2} = 10\log_{10}\left(\frac{E_o}{E_i}\right)^2 = 20\log_{10}\frac{E_o}{E_i} \ [\text{dB}] \qquad (4\text{-}6)$$

$$G_I = 10\log_{10}\frac{I_o^2 R}{I_i^2 R} = 10\log_{10}\frac{I_o^2}{I_i^2} = 10\log_{10}\left(\frac{I_o}{I_i}\right)^2 = 20\log_{10}\frac{I_o}{I_i} \ [\text{dB}] \qquad (4\text{-}7)$$

となる．

このように定義した dB の特徴は，
① 広範囲の電力，電圧，電流の比を2桁程度の小さい数として表現できる
② 増幅器が数段縦列接続された場合，各段の増幅度を dB（利得）で表しておけば，全体の増幅度はこれらの和で表現できる
③ 生体の感覚情報量は刺激の対数に比例するといわれていることから，感覚の度合いと対応させやすい

などがあげられる．上記特徴を用いて，増幅器を複数段接続した場合の増幅度・利得は図4-9のようになる．また，増幅器を中心にして，入力側，および出力側の抵抗の関係を図4-10に示した．

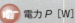

電力 P [W]
電気抵抗で消費される電力 P [W] は，抵抗の両端にかかる電圧 E [V] と抵抗 R [Ω] を流れる電流 I [A] の積で表される．
抵抗 R [Ω] はオームの法則より電圧 E [V] ／電流 I [A] で定義される．

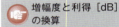

増幅度と利得 [dB] の換算
−80 dB〜80 dB 程度までの換算は覚えておくと便利である．増幅度［倍］と利得[dB]の関係を表4-1に示した．

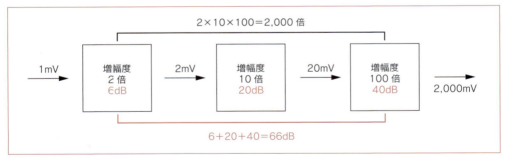

図4-9　複数段増幅回路の電圧増幅度［倍］・利得［dB］

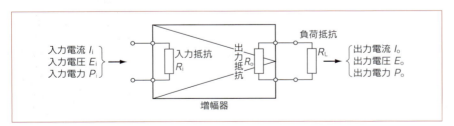

図4-10　増幅器の入出力関係

表 4-1 増幅度［倍］と利得［dB］（電圧増幅）

増幅度 ［倍］	10^{-5}	10^{-4}	10^{-3}	10^{-2}	10^{-1}	$\dfrac{1}{(=10^0)}$	$\sqrt{2}$	10^1	10^2	10^3	10^4	10^5
利得 ［dB］	-100	-80	-60	-40	-20	0	3	20	40	60	80	100

3）トランジスタを用いた増幅回路

　トランジスタは，電子機器に用いられている IC（integrated circuit：集積回路）に代表されるさまざまな半導体回路に用いられており，日々その集積率は上がり，高機能化している．**トランジスタ**は動作機能の違いにより，**バイポーラトランジスタ**と**ユニポーラトランジスタ**に分けられる．ユニポーラトランジスタは**電界効果トランジスタ**（FET：field effect transistor）を指し，**接合形 FET** と **MOS**（metal oxide semiconductor）**FET** がある．接合形 FET は主にオーディオ機器などのアナログ回路に用いられることが多く，MOS-FET はマイコンなどデジタル IC として身の回りの機器に多用されており，これらトランジスタがなくては電子回路，電子機器は成り立たないといえる．

　トランジスタを用いた増幅回路の例として，**電流帰還バイアス回路**を用いた**エミッタ接地増幅回路**（図 4-11）でその働きを考えていく．

　トランジスタを活性（能動）領域で作動させるため，図 4-11 のトランジスタ BE 間 pn 接合に順方向バイアスを加える必要がある．一方，CE 間にもバイアスを加える必要があるため，電源を 1 つにするために，CE 間のバイアス V_{CC} を抵抗で分圧し，バイアス電圧 V_{R2} をつくっている．V_{R2} は，

$$V_{R2} = \frac{R_2}{R_1 + R_2} \cdot V_{CC} \tag{4-8}$$

となり，回路の値を使って計算すると，バイアス電圧 V_{R2} は約 1.8 V となる．

　次に，図 4-11 の回路中にあるキャパシタ C_1，C_2 を**カップリングキャパシタ**といい，入力信号および出力信号の直流成分をカットし，交流成分のみを通過させる働きをする．したがって，ベース電圧は，

$$V_B = V_{R2} + V_{in(AC)} \tag{4-9}$$

となる．このカップリングキャパシタ C_1 を通過した $V_{in(AC)}$ によって，ベース電圧が ΔV_B だけ変化した場合，コレクタ電圧 ΔV_C は，

$$\Delta V_B = \Delta V_E \tag{4-10}$$

$$\Delta I_C = \Delta I_E = \frac{\Delta V_E}{R_E} = \frac{\Delta V_B}{R_E} \tag{4-11}$$

$$\Delta V_C = \Delta I_C \cdot R_C = \Delta V_B \cdot \frac{R_C}{R_E} \tag{4-12}$$

ムーアの法則

インテル創業者の一人であるゴードン・ムーアが 1965 年に自身の論文で発表した「半導体の集積率は 18 カ月で 2 倍になる」という経験則による．半導体の集積率とは，同じ面積の半導体ウェハー上に，トランジスタ素子を構成できる数，と同じ意味となる．集積率が上がると性能は上がり，コストは下がることにつながる．

バイポーラトランジスタ，ユニポーラトランジスタ

バイ（bi）は 2 つ，ユニ（uni）は 1 つ，ポーラ（polar）は極性を指す．バイポーラトランジスタは単にトランジスタとよぶ．トランジスタを流れる電流が電子と正孔の 2 つのキャリアで作動するものをバイポーラ，どちらかのキャリアによって作動するものをユニポーラという．

トランジスタの基本的な動作

スイッチングと電流の調整（電流増幅）機能

エミッタ接地増幅回路

トランジスタの増幅回路には，接地する端子の種類により，エミッタ接地回路，コレクタ接地回路（エミッタフォロア回路），ベース接地回路がある．エミッタ接地回路の特徴として，電流・電圧増幅度が他回路より大きいが，周波数特性はあまりよくない．

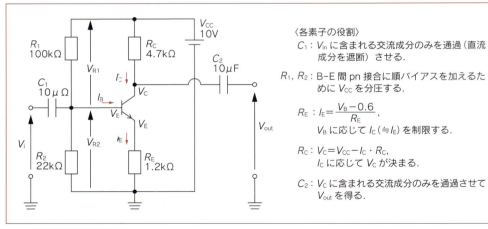

図 4-11　エミッタ接地増幅回路（電流帰還バイアス）

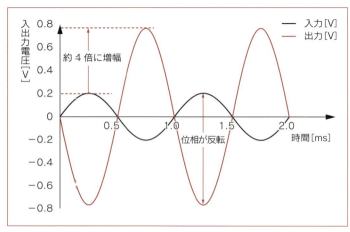

図 4-12　エミッタ接地増幅回路の入出力波形

と表される．したがって，電圧増幅度 A_V は，

$$A_V = \frac{V_o}{V_i} = \frac{\Delta V_C}{\Delta V_B} = \frac{R_C}{R_E} \tag{4-13}$$

となり，回路の値を使って計算すると，電圧増幅度は約4倍となる．この回路で増幅した波形をみると，入力信号と出力信号の位相が反転していることがわかる（図 4-12）．

4）オペアンプを用いた増幅回路

オペアンプ（operational amplifier，**OPアンプ**）とは，一般に演算増幅器のことを指す（**図 4-13**）．オペアンプの形状は IC 化され，その中身はトランジスタや FET，抵抗やキャパシタの機能をもった回路で構成されており，幅広い分野で用いられている．現在のオペアンプで実現されている代表的な機能は，

 活性（能動）領域
トランジスタの出力特性において，適切なベース電流である入力信号の変化を，大きなコレクタ電流の変化としてひずみなく増幅することができる領域．

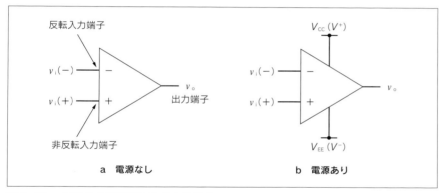

図 4-13　オペアンプの図記号と入力端子名

　①小さな信号を大きな信号にできる（増幅機能）
　②必要な周波数の信号を取り出す（フィルタ機能）
　③周波数や電流の変化を電圧変化へ変換できる（信号変換機能）
　④信号を合成・演算（積分，微分，加算など）できる（信号処理機能）
　⑤種々の波形信号を連続再生することができる（発振機能）
などがあげられる．
　また，オペアンプ素子としての特徴（理想的）は，
　①電圧増幅度（出力電圧に対する入力電圧との比）が非常に大きい（10万倍程度）
　②入力インピーダンスが非常に大きい（数 MΩ 以上）
　③出力インピーダンスが小さい（高負荷回路の接続が容易）
　④直流（DC：0 Hz）から増幅できる（直流増幅器）
　⑤差動増幅器として働く（p.80 参照）
などがあり，これら特徴を活かした回路構成により，さまざまな電子機器に用いられている．
　オペアンプの増幅の種類およびその入出力波形例を以下に示し，これら回路の特徴を概説する．

(1) 反転増幅回路（図 4-14）

　入力信号をオペアンプのマイナス端子（反転入力端子）に入力すると，出力信号が入力信号に対して反転されて出力される回路である．直流から増幅可能で，マイナス電圧を入力すればプラス電圧が出力される．反転増幅回路の出力は接続される抵抗 R_i, R_f の比となり，

$$v_o = -\frac{R_f}{R_i} \cdot v_i = -A_i \cdot v_i \; [\text{V}] \tag{4-14}$$

と表すことができる．2 つの入力端子の入力インピーダンスは非常に大きいため（前述オペアンプの特徴参照），オペアンプ内にほとんど電流が流れない．

(2) 非反転増幅回路（図 4-15）

　入力抵抗を高くしたいときに採用される回路で，反転増幅回路と異なり，入

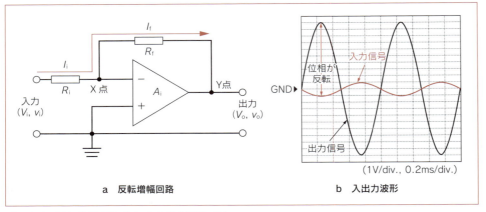

図 4-14　反転増幅回路 (a) と入出力波形 (b)

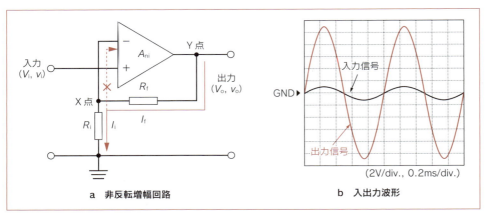

図 4-15　非反転増幅回路と入出力波形

力 v_i と出力 v_o の位相は反転せず，出力に対し直接負帰還はかかっていない（出力とオペアンプの間に帰還抵抗 R_f がない）．非反転増幅回路の出力は，

$$v_o = \frac{R_i + R_f}{R_i} \cdot v_i = \left(1 + \frac{R_f}{R_i}\right) \cdot v_i \ [\mathrm{V}] \tag{4-15}$$

と表される．

(3) 積分回路（図 4-16 a）

　オペアンプの入力側に抵抗 R_i，出力側に直列にキャパシタ C_f を接続した回路で，低域通過フィルタとしても利用される．入力に直流電圧を加えると出力は直線波（出力電圧の大きさが時間に比例）となり，矩形波を加えると三角波が出力される（積分される）．

(4) 微分回路（図 4-16 b）

　オペアンプの入力側にコンデンサ C_i，出力側に直列に抵抗 R_f を接続した回路で，高域通過フィルタとして利用される．入力に矩形波を加えると，入力波形の変化した部分がパルス波として出力される（微分される）．

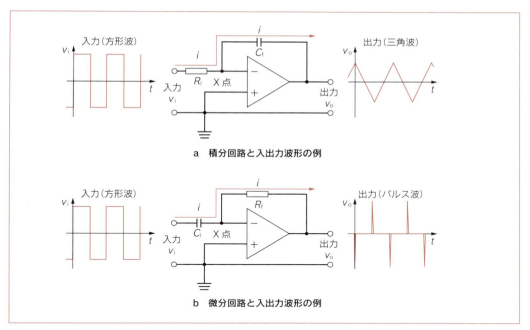

図 4-16　微分・積分回路

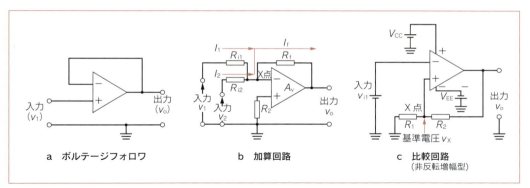

図 4-17　オペアンプ応用回路

(5) ボルテージフォロワ（図 4-17 a）

増幅率が 1 倍の非反転増幅回路である．信号源の出力インピーダンスの大きさや，負荷抵抗の大きさにかかわらず，入力信号とまったく同じ大きさ（A＝1 倍）の出力信号が得られる．

(6) 加算回路（図 4-17 b）

複数の入力端子からの信号をアナログ的に加算する回路である．出力電圧 v_o は，

$$v_o = -\frac{R_f}{R}(v_{i1}+v_{i2}) \tag{4-16}$$

と表すことができ，各入力の電圧の和が増幅されていることがわかる．

> **ボルテージフォロワ**
> 入力インピーダンスが非常に大きく，出力インピーダンスが小さいので，インピーダンス変換回路として利用される．

I　アナログ回路　79

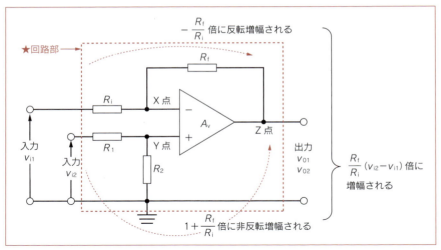

図4-18　差動増幅回路の増幅原理

(7) 比較回路（図4-17 c）

比較器（コンパレータ）は，オペアンプに入力する2つの信号の大小を判定したり，入力電圧をもう一方の基準電圧と比較して，入力に1か0を出力する回路である．

5) 差動増幅回路

前述したように，オペアンプの特徴（⑤）として，2つの入力端子間の電位差を増幅するという機能をもっており，差動増幅（differential amplifier）はオペアンプそのものの働きといえる（**図4-18**）．**差動増幅回路**（差動増幅器）は，2つの入力端子に共通に加わる同じ位相の信号（同相信号）電圧は抑圧し，2つの入力端子間の逆位相の電位差（差動信号電圧）のみを増幅する機能をもつ．

差動増幅の増幅原理を考えるため，入力端子に，①同相信号電圧だけが加わった場合（同じ入力信号が反転・非反転入力端子に加わる），②差動信号電圧のみが加わった場合（入力信号が別々に反転・非反転入力端子に加わる），③両方の信号が重なって加わった場合，を仮定する（**図4-19**）．差動増幅回路の出力電圧を v_o，差動入力電圧を v_d，同相入力電圧を v_c，差動信号に対する増幅度（利得）を $A_d(G_d[\text{dB}])$，同相信号に対する増幅度（利得）を $A_c(G_c[\text{dB}])$ とすると，

$$v_o = A_d v_d + A_c v_c \tag{4-17}$$

で表される．したがって，差動増幅器の性能のよさは，A_c と A_d の比率，すなわち，**同相除去比**（CMRR：common mode rejection ratio，または弁別比）

$$\text{CMRR} = 20 \log_{10} \frac{A_d}{A_c} \ [\text{dB}] \tag{4-18}$$

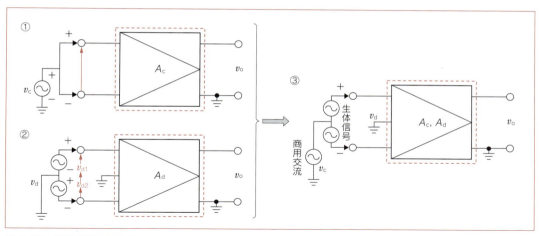

図4-19 差動増幅の考え方
赤破線枠は図4-18 オペアンプ回路部．

として表され，CMRRが大きいほどよいことになる．
　差動増幅器の特徴は，
　①逆位相（差動）信号出力と同相雑音出力との比が大きくとれる
　②2点間の電位差を増幅できる（心電脳波などの双極誘導法）
　③供給電源電圧の変動に対して安定である
　④直流増幅用差動増幅器にて直流バイアスを含んだ信号分から直流バイアスを除去することができ，信号分（交流成分）だけを直流増幅できる
などとなる．

6）増幅回路の周波数特性と時定数

　前述のオペアンプなどの増幅器（増幅回路）で入力した信号を忠実に増幅するためには，信号の大きさ（振幅値，電圧）のほかに，信号の時間的（周波数）変化に対応する必要がある．この2種類の変化量に対応する増幅器の性能を表す指標として，増幅器の**周波数特性**（以下，**f特**）がある．縦軸に利得[dB]，横軸に周波数 f [Hz]（対数目盛）を表したグラフが f 特である（図4-20）．f 特の測定は，①増幅器（増幅回路）の入力に一定振幅の正弦波入力電圧 v_i を印加，②周波数 f [Hz]を変化させ，得られた出力（電圧 v_o）を周波数 f ごとに測定，③測定結果のなかで，最大出力 v_{max} 時の周波数 f の増幅度（v_{max}/v_i）を100％（CMRR＝0 dB）とし，各周波数 f における増幅度を100％と比較した値で示せばよい．図4-20において，平坦部の増幅度に対して -3 dB（$1/\sqrt{2}$，70.7％）となる点の周波数をそれぞれ**低域遮断周波数** f_{CL}，**高域遮断周波数** f_{CH} といい，この平坦部分の周波数範囲を**帯域幅**（$f_B = f_{CH} - f_{CL}$）という．図4-20の特性を示す増幅器を f 特からみて評価した場合，帯域幅内（-3 dB）の周波数（10 Hz～10 kHz）を含む信号の増幅には使えるが，信号の周波数成分がこの帯域幅 f_B から外れる（f_{CL} より低い，f_{CH} より高

 FETを用いた差動増幅回路
FETを用いた差動増幅回路は，同相信号の増幅度 A_c は -50 dB程度，差動信号の増幅度 A_d は30 dB程度であり，CMRRは80 dB（10,000倍）程度以上が標準的な値となる．

 心電計の f 特
臨床で用いられている心電計は，機器構成面から大別すると電圧増幅部と記録部に分かれるが，電圧増幅部の周波数特性は0.05～200Hz，記録部は0～100Hz程度まで応答することから，この総合周波数特性は0.05～100Hz程度となる（低周波数域は増幅部の，高周波数域は記録部の特性で決まる）．したがって，旧JISでは10Hzにおける振幅を基準（100％）とし，0.14～90Hzが90％以上であることを定めている（図4-22）．

Ⅰ アナログ回路

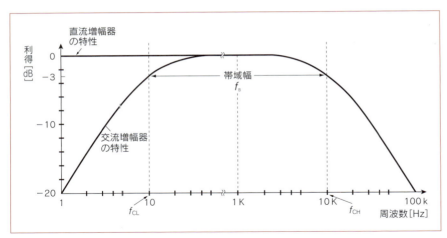

図 4-20　増幅器の周波数特性例

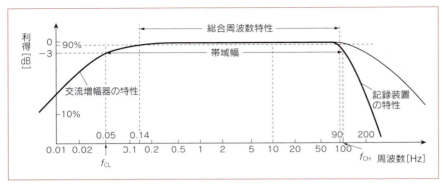

図 4-21　心電計の周波数特性例

い）周波数を含んでいると，その信号成分が正しく増幅できないため出力信号の波形が変わってしまう（小さくなる）．図 4-20 の f 特を示す増幅器は，直流（0 Hz）に対して増幅度が出ていない（交流増幅器）．これに対して，0 Hz からある周波数 f_{CH} まで増幅できるものを直流増幅器という．

　一方，増幅回路において，時定数はステップ状の入力電圧に対する**過渡応答**（応答の速さ）を表す指標である．図 4-21 の心電計の周波数特性例において，低域遮断周波数 f_{CL} および高域遮断周波数 f_{CH} に対応して，CR の積を時定数で表すことができる（第 3 章 p. 56 参照）．心電計などの装置において，時定数（$\tau=CR$）は低域遮断周波数 f_{CL} を指している．時定数と低域遮断周波数 f_{CL} [Hz] との間には，

$$f_{CL}=\frac{1}{2\pi CR}=\frac{1}{2\pi\tau} \tag{4-19}$$

の関係が成り立つ．したがって，C または R の値が大きいほど時定数は大きくなる（減衰などの変化がゆっくりとなる．第 3 章 p. 57 参照）．生体電気現象を測定する際の遮断周波数 f_{CL} [Hz] と**時定数 τ** [s] は，心電図（0.05 Hz, 3.2 s），脳波（0.5 Hz, 0.3 s），筋電図（5 Hz, 0.03 s）となっている．

> **過渡応答**
> 定常状態から別の定常状態へ変化する過程．スイッチを入れてから（パルス波形が入力されてから），出力電圧・電流が一定値に達するまでの非定常状態．

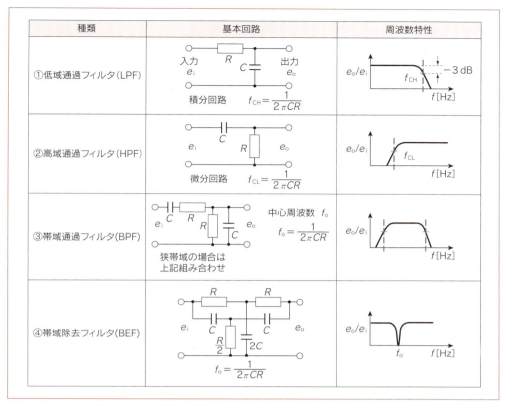

図 4-22　フィルタ回路の種類と周波数特性

3　フィルタ回路

　増幅器内部からの雑音は周波数帯域幅に比例して増加する．したがって，増幅すべき信号の周波数成分に比べて必要以上に増幅器の帯域幅を広くすることは，SN 比の点からは適当でない．SN 比を向上させるためには，特定の周波数帯域の信号を通過，または除去する方法が用いられ，この目的のための回路を**フィルタ回路**という．

　フィルタ回路はその周波数特性によって，①**低域通過フィルタ（LPF）**，②**高域通過フィルタ（HPF）**，③**帯域通過フィルタ（BPF）**，④**帯域除去フィルタ（BEF）**に分けられる（図 4-22）．

　①低域通過フィルタ（LPF）

　回路定数（C，R など）によって決まる周波数より低い周波数の信号は通過させるが，それより高い周波数の信号は減衰させる回路である（**図 4-22 ①**）．通過帯域に対して信号の振幅が -3 dB に減衰する周波数を高域遮断周波数 f_{CH} という．

　②高域通過フィルタ（HPF）

　特定の周波数より高い周波数を通過させ，それより低い周波数を減衰させる回路である（**図 4-22 ②**）．通過帯域より -3 dB 減衰する周波数を低域遮断周

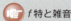**f 特と雑音**

f 特だけに注目すると，直流から高周波領域までの信号が扱える広帯域増幅器のほうが性能がよいとは一概にいえない．雑音を軽減する観点から考えると，帯域幅は狭いほうがよい．生体から導出できる電位は一般に小さいので，増幅すべき信号の周波数成分や雑音などを考慮する必要がある．

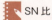**SN 比**

信号（signal）対ノイズ（noise）の比．

Ⅰ　アナログ回路

波数 f_{CL} という．

③帯域通過フィルタ（BPF）

LPF と HPF を組み合わせた回路である．特定の周波数（低域遮断周波数 f_{CL}）から特定の周波数（高域遮断周波数 f_{CH}）までの信号を通過させる回路である（図 4-22 ③）．

④帯域除去フィルタ（BEF）

特定の周波数の信号だけを除去する回路である（図 4-22 ④）．心電計，脳波計，筋電計には，商用交流電源の混入を除くため，50 Hz または 60 Hz の BEF が組み込まれており，特にこの BEF をハムフィルタとよぶ．

II デジタル回路

前節までで概説した心電計の増幅回路のように，入力信号の波形を忠実に増幅したり，必要な周波数帯域の信号のみを増幅したりする回路をアナログ回路という．これらアナログ回路で扱う信号にはノイズが混ざっており，ノイズの混ざったアナログ信号は低域通過フィルタや帯域除去フィルタなどでノイズを低減することはできるが，元の信号を完全に復元することはできない．これに対しデジタル回路は，波形そのものを操作して別な情報，たとえば心電図をパルス状の波形に整形して毎分当たりの心拍数を電気的に計数したり，パルス波形の有無を 0 と 1 の 2 進数に対応させて計算したりする回路である．デジタル信号は，元の波形にノイズが重畳していても，判別に影響のない振幅であれば，元の信号に再生することが可能である（図 4-23）．本節では，コンピュータやデジタル機器で多用されている論理回路の基礎と，論理回路を組み合わせたパルス発振回路（マルチバイブレータ），およびアナログとデジタルの相互変換の基礎について述べる．

1 論理回路の基礎

1）論理代数

2 値信号を扱った論理関数の演算には，**論理代数（ブール代数）**が用いられ

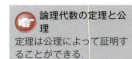
論理代数の定理と公理
定理は公理によって証明することができる．

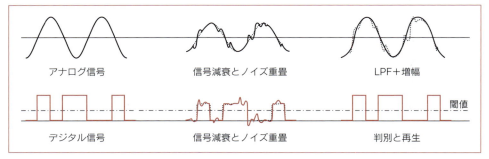

図 4-23　アナログ・デジタル信号と雑音

表 4-2 論理代数の定理

公理	① $A+0=A$ ③ $A+B=B+A$ ⑤ $A+(B \cdot C)=(A+B) \cdot (A+C)$ ⑦ $A+\overline{A}=1$	② $A \cdot 1=A$ ④ $A \cdot B=B \cdot A$　【交換則】 ⑥ $A \cdot (B+C)=A \cdot B+A \cdot C$【分配則】 ⑧ $A \cdot \overline{A}=0$
定理	① $A+A=A$ ③ $A+1=1$ ⑤ $A+(A \cdot B)=A$ ⑦ $\overline{\overline{A}}=A$ ⑧ $(A+B)+C=A+(B+C)$ ⑩ $A+(\overline{A} \cdot B)=A+B$ ⑫ $\overline{A+B}=\overline{A} \cdot \overline{B}$	② $A \cdot A=A$ ④ $A \cdot 0=0$ ⑥ $A \cdot (A+B)=A$　【吸収則】 　　　　　　　　　　【二重否定】 ⑨ $(A \cdot B) \cdot C=A \cdot (B \cdot C)$【結合則】 ⑪ $A \cdot (\overline{A}+B)=A \cdot B$ ⑬ $\overline{A \cdot B}=\overline{A}+\overline{B}$【ド・モルガンの定理】

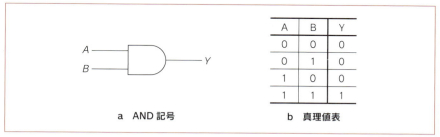

a　AND 記号　　　　　　b　真理値表

図 4-24　AND ゲートと真理値表

る．論理代数には公理と定理がある（**表 4-2**）．**表 4-2** の⑫と⑬の定理はド・モルガンの定理とよばれ，ブール代数では重要な関係式の一つである．また，論理積を論理和に，論理和を論理積に，0 を 1 に，1 を 0 に置き換えた式が成立する公理や定理があるが，このような性質を論理式の双対性という．

2）論理ゲート（論理回路）

ダイオードやトランジスタで構成される基本論理回路（AND，OR，NOT ゲートなど）を以下に示す．基本回路の入出力関係は，入力の変数がとりうるすべての状態（0, 1）と，その結果としての出力の状態を表すものに真理値表がある．なお，ここでは 2 入力の論理ゲートを例として紹介するが，3 入力以上についても同じ働きである．

(1) AND ゲート

AND ゲート（**論理積**）は，入力が 2 つ（A, B）あるいはそれ以上あり，入力のすべてが 1 のときだけ出力 Y が 1 となる回路である（**図 4-24**）．逆にそれ以外の入力（A か B が 0，または A, B ともに 0）では出力は 0 となり，次式のように表す．

$$Y=A \cdot B \quad \text{または} \quad Y=AB \tag{4-20}$$

(2) OR ゲート

OR ゲート（**論理和**）は，入力が 2 つ（A, B）あるいはそれ以上あり，入

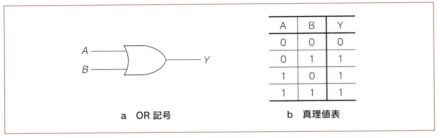

図 4-25　OR ゲートと真理値表

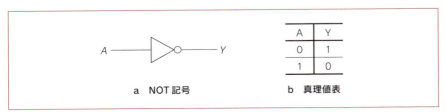

図 4-26　NOT ゲートと真理値表

力のうち少なくとも 1 つが 1 であるとき出力 Y が 1 となる回路である（**図 4-25**）．入力 A，B が同時に 0 の場合のみ出力が 0 となり，次式のように表す．

$$Y = A + B \tag{4-21}$$

(3) NOT ゲート

NOT ゲート（否定）は入力が 1 つ（A）で，その補数（$\overline{A}$）をとって出力（Y）する回路である（**図 4-26**）．入力と反対の出力を示すことから，別名**インバータ**（inverter）**回路**ともいい，次式のように表す．

$$Y = \overline{A} \tag{4-22}$$

(4) NAND ゲート

AND ゲート（論理積）の否定に相当するもので，入力 A，B がともに 1 の場合のときだけ出力 Y が 0 となる回路のことである（**図 4-27**）．真理値表からわかるように，NAND ゲートの出力は AND ゲートの出力が否定された値となり，次式のように表す．

$$X = A \cdot B \quad \therefore Y = \overline{X} = \overline{A \cdot B} \tag{4-23}$$

(5) NOR ゲート

OR ゲート（論理和）の否定に相当するもので，入力 A，B のどちらか，または両方 1 の場合のとき出力 Y が 0 となる回路のことである（**図 4-28**）．真理値表からわかるように，NOR ゲートの出力は OR ゲートの出力が否定され

補数（complement）

ある数を定められた基準の大きさにするために補う数のことと定義されている．2 値信号では，0 と 1 の 2 つの数のみ扱うため，0 の補数は 1，1 の補数は 0，となる．

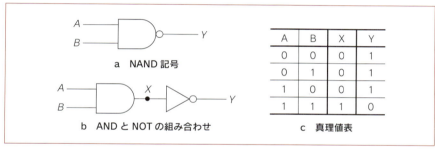

図 4-27　NAND ゲートと真理値表

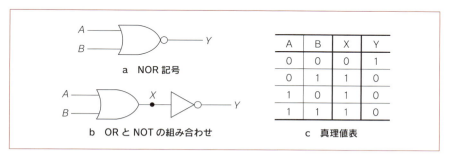

図 4-28　NOR ゲートと真理値表

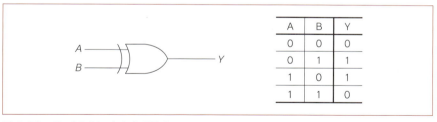

図 4-29　Ex-OR ゲートと真理値表

た値となり，次式のように表す．

$$X=A+B \quad \therefore Y=\overline{X}=\overline{A+B} \tag{4-24}$$

(6) Ex-OR ゲート

　OR ゲート（論理和）と異なり，ある入力以外に同時に他の入力が 1 となると出力 Y が 0 となるような回路のことを**排他的論理和**（Exclusive OR：Ex-OR）といい，入力 A と B が不一致の場合，出力 Y が 1 になるので不一致回路とよばれることもある（**図 4-29**）．Ex-OR は次式で表される．

$$Y=\overline{A} \cdot B + A \cdot \overline{B} \quad \text{または} \quad Y=A \oplus B \tag{4-25}$$

> 👉 **論理ゲートの MIL 記号**
> MIL 規格の MIL-STD-806 が規定した，論理回路やデジタル回路の回路図に使用する図記号．IEC を基にした JIS 記号もあるが，ほとんどの出版物やロジック IC のデータシートなどではこの論理ゲートが使用されている．

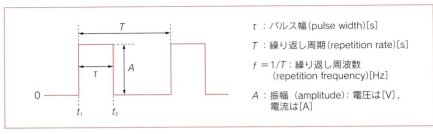

図4-30 パルス波とその基本用語

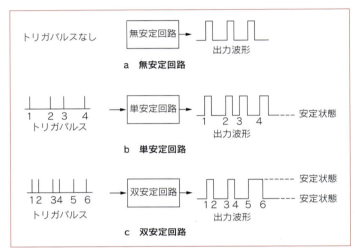

図4-31 マルチバイブレータの入出力信号の関係

2 パルス発振回路

　電子工学で一般的にパルスというと，ある時間に対して十分短い時間，ある一定の値を示す電流または電圧のことを指し，パルス波，方形波，矩形波ともいう（図4-30）．特にデジタル回路のように，外部制御信号として使われるパルスはクロックパルスといわれる．発振回路は，入力信号を加えず直流電源のエネルギーを利用して交流エネルギーに変換する回路と考えることもできる．

　前述した論理回路の使用例として，NANDゲートおよびNOTゲートを用いた**弛張型発振回路**がある．2つの増幅器（トランジスタなど）を互いに正帰還となるように接続し，増幅器を飽和状態あるいはカットオフ状態で使うもので，発振波形は一般に方形波となる．

　帰還型発振回路の例として，マルチバイブレータがある．マルチバイブレータは，抵抗で2つの回路を結合させた増幅回路に正帰還をかけ，パルス波を出力する．回路の安定状態の種類により無安定回路（安定状態がない，図4-31 a），単安定回路（安定状態が1つ，図4-31 b），双安定回路（安定状態が2つ，図4-31 c）の3種類に分けられる．

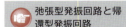

弛張型発振回路と帰還型発振回路
弛張型発振回路は，パルス波や鋸波などの波形を発生する回路で，ネオン管など放電管の発振回路として用いられている．帰還型発振回路は，トランジスタやFETなどの能動素子の増幅作用と，受動素子や水晶振動子の帰還回路（出力の一部を入力に戻す回路）によって構成され，特定の周波数を選択できる発振回路であり，LC発振回路や水晶発振回路などがある．

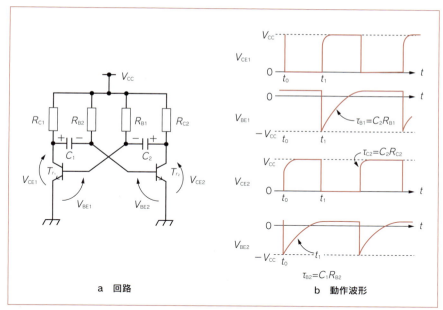

a　回路　　　　　　　　b　動作波形

図 4-32　無安定マルチバイブレータ

　無安定マルチバイブレータは，入力としてトリガパルスを入れることなく回路定数で決まる周期で常に発振し続けることから，別名，自走マルチバイブレータともよばれる（**図 4-32**）．

　単安定マルチバイブレータは，図 4-32 の無安定マルチバイブレータの結合回路のキャパシタの 1 つを抵抗で直列に結合した回路である．単安定マルチバイブレータにトリガパルスを与えると，それを契機に安定状態が崩れ，回路定数で決まる周期で再度安定状態に戻ることによりパルス波を発生させている．

　双安定マルチバイブレータは，図 4-32 の無安定マルチバイブレータの結合回路の両方に抵抗による直列結合とした回路である（**図 4-33**）．双安定マルチバイブレータでは，トリガパルスが与えられないかぎりそのときの状態を保持（記憶）する．したがって，2 値の記憶回路（2 進数の計数回路）として用いられる．双安定マルチバイブレータは，フリップフロップ回路ともよばれ，コンピュータやメモリ素子の計数用，記憶用として応用されている．

3　AD・DA 変換

　アナログ信号をデジタル信号に変換することを **AD 変換**，その逆のプロセスを **DA 変換**という．また，変換する回路や素子のことを変換器，またはコンバータという．

　現在身の回りで用いられている電子機器や，生体計測を行う医療機器（心電計など）で処理されている信号はほとんどがデジタル信号であるが，音声や生体信号，電源など，元々の信号はアナログ信号である．本章「Ⅰ アナログ回

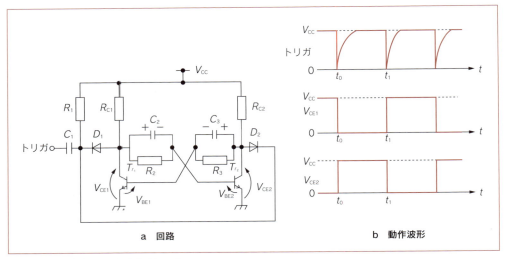

図4-33 双安定マルチバイブレータ

路」では，生体信号などのアナログ信号を処理する増幅機能などの基本回路について学び，「IIデジタル回路」では，電子機器の中で扱われているデジタル信号を処理する基本的な回路について学んだ．本項では，これらアナログ信号とデジタル信号との変換方法の概要について概説する．

1) AD変換

アナログ信号をデジタル信号に変換するには，①**標本化（sampling）**，②**量子化（quantizing）**，③**符号化（coding）** とよばれる3つのステップを行う（図4-34）．

標本化とは，時間や振幅が連続しているアナログ信号を一定間隔で抜き出す（サンプリングする）ことで，時間的に飛び飛びの（離散した）振幅値を得ることである．図4-34aにおけるT_s [s]を**サンプリング周期**，$f_s=1/T_s$ [Hz]を**サンプリング周波数**とよぶ．この標本化において，元のアナログ信号の最高周波数成分f_{max}の2倍より高いサンプリング周波数f_sで標本化すれば，元の信号を復元可能となる．これを**標本化定理（サンプリング定理）**といい，

$$f_s > 2f_{max} \tag{4-26}$$

という関係が成り立つ．

量子化とは，標本化した振幅信号を**量子化単位（LSB：least significant bit）**ごとに区切り，基準値に当てはめることである（図4-34b）．LSBは，区切った信号を区別できる最小の振幅のことで，AD変換前に変換予定の振幅が変化する範囲（FSR：full scale range）を2^n個（nは整数）に分割することで，離散した基準値を決める．nが大きいほど分割間隔が狭まり，アナログ信号に近づくことになる．また，量子化は，連続したアナログ振幅値をLSBで区切ったデジタル基準値に当てはめるため，必ず量子化誤差が生じる．

> **ナイキスト周波数とエリアシング**
> サンプリング周波数の1/2の周波数．ナイキスト周波数をこえる周波数成分を含むアナログ信号をAD変換すると，ナイキスト周波数以上の周波数成分は，$f_s/2$で折り返した低域の周波数成分に加算され信号を歪めてしまう．このときに生じる雑音を，折り返し雑音，またはエリアシングという．音楽用CDのサンプリング周波数は44.1kHzである．

> **分解能**
> 2^n個のnは2進数表現のbit数であるため，n bitの分解能と表現される．音楽用CDの分解能は16bitである．

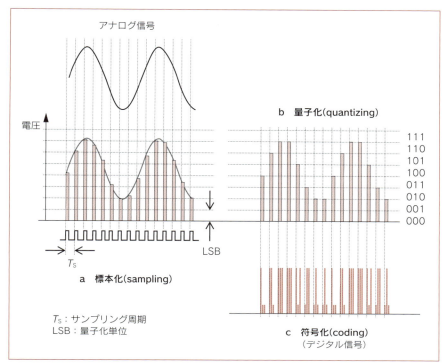

図 4-34　AD 変換の概要

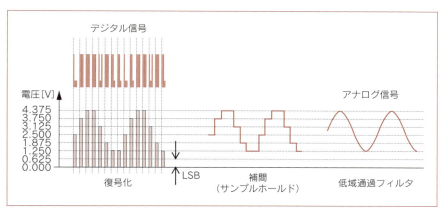

図 4-35　DA 変換の概要

標本化と量子化を行うと，時間・振幅ともに離散したデジタル情報となるが，これをさらにコンピュータ処理や通信に適したデジタル信号に変換するために，2値符号と対応づけ（＝符号化）を行う（図 4-34 c）．

2）DA 変換

デジタル信号は，2つのステップ，①**復号化**（decoding），②**補間**（interpolation）にてアナログ信号に変換される（図 4-35）．符号化されたデジタル信号から，離散した振幅値のパルス列へと変換することを復号化という．さ

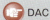 DAC

身近な DA 変換の例としては，オーディオ CD や PC，スマートフォンなどのデジタル機器があげられるが，これら機器内部で DA 変換を行うと，半導体からの内部雑音などが出力音声に重畳することがあるため，DA 変換を外部で行う信号処理用装置があり，これを通称 DAC とよぶ．

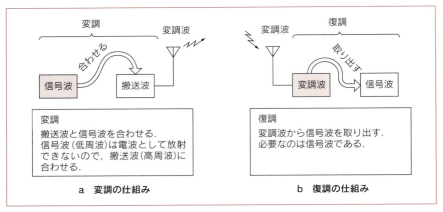

図4-36 変調・復調の仕組み

らに，時間的に離散したパルス列の間を埋めて連続的な信号にするために補間が行われる．もっとも簡単な補間法として，次のパルスまで前の値を保持（サンプルホールド）する方法があり，これら機能をもつ回路・装置をDAC（digital to analog converter）という．

III 通信の基礎

1 変調・復調の概念

　私たちが耳にする音声（音波）の周波数は約20 Hz～20 kHzの範囲であり，一般的な電磁波などと比べて低い周波数領域の信号である．また，テレビやラジオ，携帯電話などの情報はアンテナから放射された電波によって運ばれており，一般に無線通信とよばれている．電波で音声や映像信号を運ぶには，低い周波数領域の信号では遠くまで伝播することができない．そこでこれらの信号は，遠方への送信に適した高い周波数領域の信号に合わせる操作が必要となり，これを**変調**（modulation）という（**図4-36 a**）．また，この信号をのせる高周波を**搬送波**（carrier）という．無線通信を行っているテレビや携帯電話などの信号も同様に，高周波の搬送波に信号波成分をのせたもので，これを被変調波とよんでいる．これらテレビや携帯電話で用いている電波（**被変調波**）を受信するときには，アンテナでこの被変調波を受け，被変調波から「音声など元の信号波（変調波）を取り出す」必要があり，被変調波から元の信号に戻すことを**復調**（demodulation），または検波という（**図4-36 b**）．

　変調方式には，元の信号の形態で区別すると，アナログ変調とデジタル変調があり，それぞれ搬送波（carrier）の種類で区別すると，正弦波（連続波）とパルス波（パルス列）がある（**表4-3**）．

搬送波（carrier）
日常用いている携帯電話やTVなどチャネルの周波数．小電力医用テレメータのチャネルごとの周波数は，この搬送波を指している．
ex）第4世代携帯電話：2 GHz帯など，医用テレメータ：420 MHz帯など．

表 4-3 変調方式の分類

搬送波種類	変調対象		変調方式	
			アナログ変調	デジタル変調
正弦波	振幅		振幅変調 (AM：Amplitude Modulation)	振幅偏移変調 (ASK：Amplitude Shift Keying)
	角度	周波数	周波数変調 (FM：Frequency Modulation)	周波数偏移変調 (FSK：Frequency Shift Keying)
		位相	位相変調 (PM：Phase Modulation)	位相偏移変調 (PSK：Phase Shift Keying)
	振幅と位相		直交振幅変調（直角位相振幅変調） (QAM：Quadrature Amplitude Modulation)	
パルス波	振幅		パルス振幅変調 (PAM：Pulse-Amplitude Modulation)	
	時間	幅	パルス幅変調 (PWM：Pulse-Width Modulation)	
		位置	パルス位置変調 (PPM：Pulse-Position Modulation)	
	符号化			パルス符号変調 (PCM：Pulse-Code Modulation)

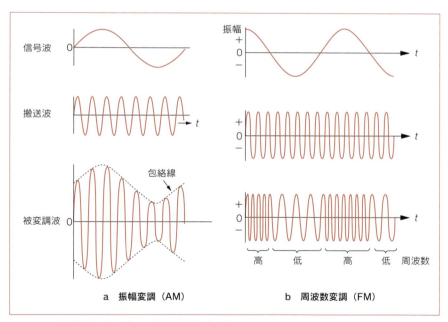

図 4-37　振幅変調（AM）と周波数変調（FM）

2　アナログ変調

　正弦波を用いたアナログ変調方式には，搬送波と元の信号波を合成して，信号波の変化によって搬送波振幅を変化させる**振幅変調**（**AM**：amplitude modulation，図 4-37 a）と，ある情報を含む信号の強さに応じて搬送波周波

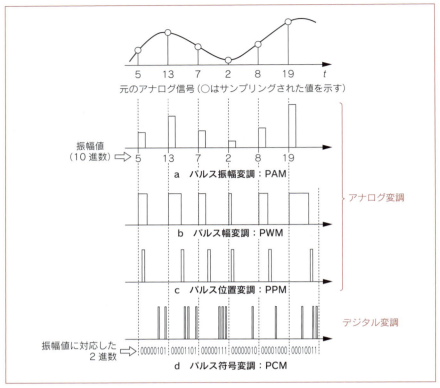

図 4-38　パルス変調方式

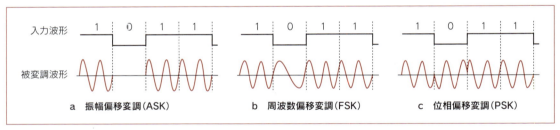

図 4-39　デジタル変調方式

数を変化させる**周波数変調**（FM：frequency modulation, 図 4-37 b）の 2 つの方式がある．

　パルス波を用いたアナログ変調方式には，信号をパルス振幅の変化として変調する方式の**パルス振幅変調**（PAM, 図 4-38 a），パルス幅を変化させて変調する方式の**パルス幅変調**（PWM, 図 4-38 b），パルスの位置を変化させて変調する方式の**パルス位置変調**（PPM, 図 4-38 c）がある．

3　デジタル変調

　デジタル信号の変調には，前述したようにまずアナログ信号を標本化，量子化して 0，1 に符号化し，パルス列として伝送する**パルス符号変調**（PCM：

 PCM
身近な音響源に用いられている PCM は，伝送路中での雑音や波形ひずみの影響を低減できるので，伝送の質がよい，伝送路の損失や周波数特性が時間的に変動しても伝送品質が安定している（パルスの状態検出に影響しない場合），などの特徴を活かした変調方式である．

pulse code modulation, 図 4-38 d) や, 搬送波の振幅を入力デジタル信号に対応させて偏移させる**振幅偏移変調**（ASK：amplitude shift keying, 図 4-39 a), 搬送波の周波数を入力デジタル信号に対応させて偏移させる**周波数偏移変調**（FSK：frequency shift keying, 図 4-39 b), 搬送波の位相を入力デジタル信号に対応させて偏移させる**位相偏移変調**（PSK：phase shift keying, 図 4-39 c) がある.

FSK
FSK は現在小電力医用テレメータの変調方式として用いられている.

第5章 生体情報の収集

I 生体情報の種類と検出に必要な条件

1 生体情報の種類

　生体情報の収集には，①心電図や脳波，筋電図などの生体の電気現象を計測するもの，②体温，血圧，呼吸流量など生体の物理現象を計測するもの，③生体外より光，超音波，磁力線などの物理的エネルギーを与えて，エネルギーの吸収，反射，透過などによる生体の変化量を検出するもの，などがある．これらの生体情報は非常に微弱な信号であるが，臨床検査データ（特に生理機能検査データ）として使用するためには，信頼度の高い検査データであることが必要である．

2 生体情報収集のための必要条件

　微弱信号を歪なく検出するには，以下の項目を満たすことが重要である．
　①計測対象となる変化が非常に小さいため，計測装置（システム）は雑音が小さく，外部からの雑音の影響を受けにくい（immunity が高い）こと．
　②電極やトランスデューサの検出部における信号の変換効率が高いこと．
　③1つの生体現象でも信号は微弱なものから比較的大きなものまであるため，検出器を含めた計測器のダイナミックレンジが広く，必要な信号成分に対して直線性がよいこと．
　④信号のもっている必要な周波数成分を十分に検出し，それを表示できること．
　⑤検出時間や計測時間ができるだけ短時間であること．
　⑥計測のための操作法が容易であり，誤操作を生じさせない構造になっていること．
　⑦計測技術が物理・化学的あるいは機械的エネルギーに対して安全であり，また細菌感染などに対する生物学的安全性が十分に確保されていること．

> **ダイナミックレンジ**
> dynamic range. 検出器が扱うことができる最小の信号レベルと最大の信号レベルの比率として定義され，信頼性をもって扱うことのできる信号レベルの大小の範囲をいう．

3 生体情報検出用トランスデューサと生体計測装置の基本構成

　図5-1に**生体計測装置**の基本構成を示す．心電図や脳波などの生体電気現象は，皮膚に接着あるいは刺入する電極によって検出される．心音，血圧，体温などの物理現象は種々の変換器（トランスデューサ）を介して電気信号に変換され，増幅部で増幅される．ちなみに，生体の電気現象は細胞組織の興奮に

> **生体電気現象**
> 心電図や脳波ばかりではなく，筋電図，網膜電位図，眼振図（眼球・眼瞼運動も含む），交感神経皮膚反応などがある．

I 生体情報の種類と検出に必要な条件　97

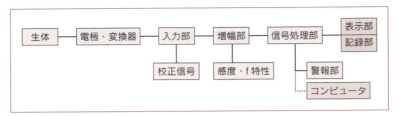

図 5-1　生体計測装置の基本構成

表 5-1　生体計測用のトランスデューサの種類

変換様式（物理量→電気量）	トランスデューサ
変位→抵抗	ポテンショメータ，ストレンゲージ
変位→相互インダクタンス	差動トランス
変位→容量	可動極板型コンデンサ
力，振動→起電力	圧電素子
力（→変位）→抵抗	ストレンゲージ
力→電流	感圧ダイオード
光→抵抗	CdS（光導電素子）
光→起電力	光電池
光→電流	光電管，フォトトランジスタ
温度→抵抗	サーミスタ
温度→起電力	熱電対
磁場→起電力	ホール素子
磁場→電流（リング電流）	SQUID 磁束計
放射線量→電流	ガイガー計数管，半導体放射線検出素子

よって生ずるイオン電流であるため，これに使用する電極はイオン電流を電子電流に変換する一種のトランスデューサであるといえる．表 5-1 に種々のトランスデューサを示す．

　超音波画像や MRI は，生体より反射または透過してくる超音波信号や磁気共鳴信号を変換器によって電気信号に変換する．また，X 線の透過エネルギーは，X 線検出器によって電気信号に変換される．このように，すべての生体計測では必ず電極や変換器によって電気信号に変換される．

　電気信号は増幅部で増幅されたあと，コンピュータによる信号処理を行うためにアナログ/デジタル（A/D）変換される．増幅器は，商用交流雑音などの同相雑音を抑制するために差動増幅器が使用されることが多い．さらに，変換された電気信号は一部を除いてほとんどが電圧値であるため，入力インピーダンスの高い増幅器が使用される．

　信号処理部では，心電図などの自動解析でみられるような波形の区分点認識のための微分解析，FFT（高速フーリエ変換）解析や，等電位図などの信号処

> **アナログ/デジタル（A/D）変換**
> アナログ信号をデジタル信号に変換する装置を ana-log to digital converter（A/D コンバータ，A/D 変換器）という．

> **FFT 解析**
> fast Fourier transform analysis．フランスの数学者である Fourier が提唱した周波数解析の理論（すべての信号は正弦波と余弦波の級数で表現される）を基に，それを高速で処理する方法をいう．

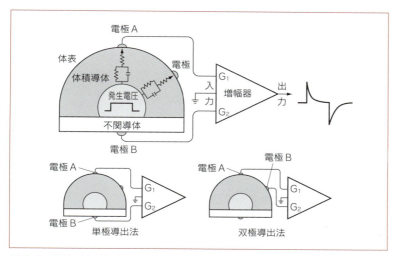

図 5-2 体積（容積）導体中の生体電気とその導出法

理が行われる．超音波画像や X 線 CT，MRI では，画像コントラストの強調や 2 つの画像からサブトラクション画像を構成するなど，種々の信号処理が行われる．信号処理した結果は，サーマルアレイ記録器や CRT ディスプレイ（または液晶ディスプレイ）装置などで記録，表示される．また，信号処理であらかじめ設定してある正常値（または基準値）の範囲からずれている場合には，音や光などによって警報を発生するようになっているものもある．

II センサ・トランスデューサの原理と構造

1 生体電気現象と体積（容積）導体の関係

心電図や脳波などの生体電気は，心筋細胞や脳神経細胞などの興奮（活動）に伴う電気現象である．これらの電気現象を発する発電体は，**図 5-2** に示す体積（容積）導体（volume conductor）に囲まれており，それが皮膚表面に波及している．通常，その波及電位を皮膚表面に接着した電極によって検出したものが生体電気現象である．しかし，これらの発電体から皮膚表面に波及する電位は，体組織，血液，骨，皮膚などの組織インピーダンスによって影響され，さらにその電位は皮膚に接着した電極とその界面に存在する皮膚インピーダンスや電極インピーダンスなどの**電気的等価回路**（**図 5-3**）によって影響を受ける．いずれにしても，これらのインピーダンスは抵抗（R）とコンデンサの静電容量（C）との並列回路が基本である．したがって，生体電気現象のもつ周波数成分によって，その信号がより R の影響を受けるか，あるいは C の影響を受けるかが異なってくる．

2 生体電気導出法と電極の種類

生体電気現象には，このような容積導体や皮膚と電極および電極界面のイン

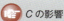

C の影響
コンデンサの静電容量 C のインピーダンスは $X_C = 1/(\omega C) = 1/(2\pi fC)$ で示される．したがって，抵抗 R と C の並列回路のインピーダンス Z は，$f=0$（直流）では $Z=R$，$f=\infty$ では $Z=0$ となる．

ピーダンスなどに影響されながら増幅器に入力される．この場合，**図5-2**に示したように，ほとんどの生体電気現象の導出には**差動増幅器**の一方（G_2）に目的とする生体電気が波及していないという前提条件をふまえ，不関（または不活性）導体部分の電極B（不関電極）を接続し，その部位を基準に電極A部位の生体電気現象を導出する．これを**単極導出法**という．さらに，電極Bも生体電気現象が波及している表皮に接着し，電極Aと電極Bの部位間の電位差を導出する**双極導出法**がある．

多くの場合はこれらに使用する電極は金属電極であり，**表面電極（皿電極），針電極，らせん電極**などがある．表面電極は電解質を含んだペーストによって表皮に接着する．金属電極が体液を含んだ組織と接触する場合の問題は，前述したように電極インピーダンスばかりではなく金属によって異なる**電極電位**と**分極電圧**の影響を受けることである．

3　検出電極の電極電位と分極電圧

1）電極電位

皮膚表面にClイオンやNaイオンなどの電解質を含んだペーストを使用して金属電極を接着すると，金属と電解質溶液の界面では金属それぞれのイオン化傾向による起電力が発生する．この起電力（電池）は金属の性質と温度によって変化する．温度が一定であれば，電極を構成している金属の種類によって異なる電位（静止電位）をもつ（**図5-3**）．この静止電位を電極電位（V_m）という．電極電位は，直流増幅器を用いて生体の直流や非常に緩徐な電位を記録する場合には，記録時の初期ドリフトの大きな原因となる．そのため，直流成分を含む生体電気現象の記録には電極電位の小さな金属を選び，使用する金属電極はすべて同一材料であることが必要である．

2）分極電圧

電極電位は金属によって電解質液界面に発生する静止電位であるが，実際の計測時には2つの電極のリード線は増幅器の入力端子に接続されるため，増幅器側からのわずかな漏れ電流や電極の材質が若干異なっていたり，あるいは合金であったりすると，それぞれの金属のイオン化傾向の差による局所電流が電極と皮膚（電解液面）との界面を横切る．このとき，電極界面の電極電位は静止状態から一方向に変位する．これを**分極電位（圧）**という．

この場合，界面を横切る電流と分極電圧（$V_{m(i)}$）との関係を分極特性という．この特性は，金属材料と体液（電解液濃度など）の性質に依存する．分極特性は必ずしも直線性ではない．一方，電極界面に電流が流れると，その界面にはさらに多くの電荷が蓄積される．すなわち，**図5-3**は**図5-4**に示すように，電極接触面を境に＋電荷と－電荷が分布する電気2重層を形成する等価回路となる．これは，ちょうど電荷のたまった2枚の板からなるコンデンサとその両端の分極電圧が加わった回路となる．このコンデンサの静電容量C

不関電極

単極導出（誘導）の不活性電極部（不関電極部）として，脳波記録では耳垂（耳朶）または頸部など，心電図ではWilson（ウイルソン）またはGoldberger（ゴールドバーガー）の基準点が用いられる．

イオン化傾向

金属が水溶液（たとえば生理食塩液）の中で，電子（e^-）を放出して陽イオンになる性質をイオン化傾向といい，その性質が大きい金属をイオン化傾向が大きいという．たとえば，Ag → $Ag^+ + e^-$ となる．Fe＞Ni＞Cu＞Ag＞Ptの順にイオン化傾向が大きく，この差が大きいほど大きな起電力が生ずる．

電極電位

水溶液の中に浸した金属電極（たとえばPb，Sn，Fe，Cu，Ptなど）に生ずる電位を電極電位という．イオン化傾向の違いによって各電位は異なる．

電気2重層

電解質溶液と金属，細胞膜を介して中と外，あるいは異なる生体組織間の境界面に正電荷（＋）と負電荷（－）が面密度が等しく並んだ状態を電気2重層といい，それはあたかも（＋）極と（－）極からなる2つの極をなすことから，電気双極子ともいう．

100　第5章　生体情報の収集

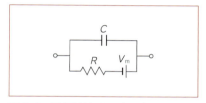

図5-3 電極接触インピーダンスの等価回路

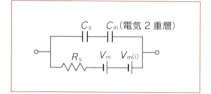

図5-4 皮膚-電極界面の電気的等価回路
C_s：皮膚-電解液間の容量，C_m：電気2重層による容量，R_s：皮膚を含めた電極間抵抗，V_m：電極電位，$V_{m(i)}$：分極電圧．

によるインピーダンスは，当然周波数に依存して変化する．

図5-5aは，生体の発電体から増幅器入力にいたる皮膚-電解液（ペースト）-金属電極-増幅器の間に存在する各抵抗，容量，電極電位，分極電圧，増幅器入力抵抗などの関係を示したものである．ここで，R_b，R_e，R_m はほとんど500 Ω以下であり，R_s は10 kΩ～100 MΩであるので，全体としてほぼ R_s で決まる．また，C_s は0.2～0.05 μF，C_m は500～1,000 μFであるので，合成容量 C_a は $C_m \times C_s/(C_m+C_s)$ より，ほとんど $C_a=C_s$ となる．静止電極電位 V_m と分極電圧 $V_{m(i)}$ をまとめて広義の分極電圧 E とすると，図5-5aは図5-5bのような等価回路で説明できる．この回路でもし皮膚の清拭が足りず R_s が非常に大きい場合は，生体側からの信号電流は R_s 側より C_s 側に流れる．この場合，増幅器の入力抵抗 R_i が小さいと C_sR_i の時定数は小さくなり，生体信号によっては $fc=1/(2\pi C_sR_i)$ より低域周波数成分が歪む要因となる．皮膚を十分に清拭して R_s が小さければ，信号電流は C_s 側より R_s 側に流れるため，周波数成分の歪みは少なくなる．

一方，分極電圧 E は入力回路に直列に挿入されていることから，増幅器入力回路にはこの分極電圧 E に生体信号電圧が重畳した電圧が入力される．この直流電圧である分極電圧が大きいと，増幅器の動作点を大きく変動させて増幅器を飽和させる．この入力側で重畳しているDC成分の電圧をオフセット電圧ともいう．図5-6で示すDC成分の許容値は，心電計や脳波計の日本産業規格（JIS）などでは±300 mVとしている．すなわち，この範囲であれば，直流成分（$f=0$）までは必要ない心電図や脳波などの増幅器では，図5-6aに示すように初段増幅器の出力に接続されている時定数回路のコンデンサ静電容量 C によって直流成分は遮断されるため，分極電圧が変動しないかぎりはあまり問題とはならない．

しかし，皮膚と電極の間に存在する直流電圧 E が許容値以下の100 mVと小さい場合でも，体動や振動によって電極接着部が動くと，この直流電圧 E（DC成分）は ΔE の変化分として生じる．この変化分（変動分）は，通常ドリフト（基線変動となって記録に表れる）とよばれる低周波数成分の電位である．たとえば，体動などによって E の0.1％の電位変動が生じると，100 mV

$C_a=C_s$
合成容量 $C_a=C_m\times C_s/(C_m+C_s)$，分母と分子を C_m で除算すると $C_a=C_s/(1+C_s/C_m)$，$C_s\ll C_m$ であるから，$C_s/C_m\simeq 0$ であるので，$C_a\simeq C_s$ となる．

オフセット電圧
オフセット電圧とは，本来増幅器の入力電圧がゼロであるにもかかわらず増幅器出力に直流電圧が重畳して出力されるが，その重畳電圧を入力換算値とした値をいう．

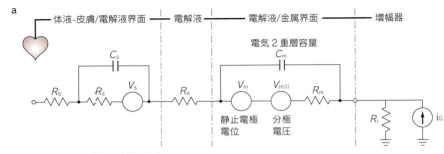

R_b：体液の抵抗〜100Ω
R_s：皮膚の抵抗 10kΩ〜100MΩ，電極面積 1.5cm^2，皮膚をアルコールで拭く
C_s：皮膚電解質間の容量 0.2〜0.05μF
R_e：電解液の抵抗 100Ω（10% NaCl のとき），10kΩ（0.5% NaCl のとき）
V_s：体液と電解液のイオン濃度差による電圧
V_m：金属が溶液中に溶けるために発生する電位
$V_{m(i)}$：流れる電流により発生する電圧．Ag-AgCl で<10mV/μA，ステンレスは 1V/μA
R_m：電極材料と電解質濃度による金属電極と 1% の NaCl 濃度含めた抵抗 500Ω
C_m：1,000μF 程度
R_i：増幅器の入力インピーダンス 10MΩ〜20MΩ
i_G：増幅器のゲート漏れ電流

(Gatzke, R.D.：Biomedical electrode technology. 1974 より)

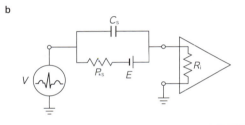

図 5-5　皮膚-電解液-金属電極-増幅器間の電気的等価回路
a：それぞれの界面で生ずる電気的等価回路，b：心電図電位（V）を模擬した場合の図 a をまとめた電気的等価回路（E は $V_m+V_{m(i)}$，R_i は増幅器入力抵抗）．

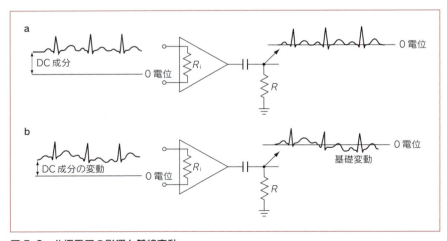

図 5-6　分極電圧の影響と基線変動
a：分極電圧の変動がない場合，b：分極電圧の変動による基線変動（ドリフト）が生じる場合．

の分極電圧では 100 μV の基線変動が**ドリフト雑音**として記録される．すなわち，図 5-6 b に示すように，増幅器入力側に基線変動を伴って重畳した信号電圧は初段増幅器の出力側のコンデンサ C を伴う時定数回路によって確かに直流成分は遮断されるが，その変動分は周波数成分の値によっては時定数回路を通過してしまうことになる．いま，分極電圧 E が 10 mV であり，電極の動きにより 0.1% の電位変動があった場合には，10 μV のドリフトしか基線に生じないことになる．したがって，分極電圧そのものは，直流を含む極低周波成分を対象としないかぎり現状では 300 mV 以下であれば問題はないが，問題となるのは体動やなんらかの原因による電極の揺れで生じる電位変動 ΔE がドリフトの原因となることである．したがって，分圧電極 E をできるだけ小さくすることがドリフト対策となる．通常の金属電極は，生体組織と電極界面においてイオンと電子授受がスムーズにいかず，電極界面に電荷が蓄積されやすく，そのため分極電圧は大きくなる．

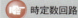

時定数回路

電気・電子工学では，時定数回路は低域遮断周波数と高域遮断周波数を決める用語として使用されるが，医療（特に臨床検査の分野）では，低域遮断周波数（高域フィルタ回路）にのみ使用して，高域遮断周波数は単に低域フィルタあるいはフィルタ回路を指し，時定数回路と区別して使用していることが多い．

4 不分極電極
1）生体電気現象検出のための不分極電極

分極電圧を小さくするためには，電極と電解質水分を含むペーストや皮膚面との境界において，正負の電荷の蓄積を少なくすることが必要である．そのためには，電極と電解質水分を含むペーストの両方に共通なイオンにより運ばれた電荷を一方に蓄積することなく境界面に運び，それがまた片方のイオンによって境界面を横切って運ばれる電極を使用すればよい．すなわち，電解質水分の主たる成分である NaCl が電離（NaCl → Na$^+$ + Cl$^-$）したときに生ずる Cl$^-$（塩素イオン）と同じ Cl$^-$ をもつ電極を使用すればよく，このような電極に Ag–AgCl（銀–塩化銀）電極やカロメル（Hg–Hg$_2$Cl$_2$）電極がある．これらの電極を**不分極電極**という．Ag-AgCl 電極を例にすると，以下のような電極反応式によって，電極側では電離の結果 Cl$^-$ が生ずる．

$$AgCl \rightleftarrows Ag^+ + Cl^-$$
（電子の流入）e$^-$ ↕ e$^-$ （電子の放出）
$$Ag$$

この Cl$^-$ は境界を通って電解質水分を含むペーストのほうへ出ていく．逆に，電解質水分を含むペースト側で電離した Cl$^-$ によって運ばれた電荷は，以下の反応式にしたがって電子を放出すると同時に AgCl となる．

$$Ag + Cl^- \rightleftarrows AgCl + e^- \text{（電子）}$$

すなわち，Cl$^-$ をもつ AgCl を介することで境界面には電荷が蓄積せず，イオンと電子の授受がすばやくスムーズに行われる結果，分極電圧は小さいものとなる．

このような**不分極電極**は，前述したように，特に直流やそれに近い超低周波数成分をもった生体電気信号の検出には重要である．その意味で，生体電気現

象であっても生体内の**イオン電流を金属導線内の電子電流に変換**する（イオンと電子の授受を容易にする）不分極電極である銀−塩化銀電極は，生体電気現象検出のためのすぐれた**トランスデューサ**といえる．

　直流成分をあまり問題としない通常の生理検査で使用する電極は，**銀電極**や**洋白電極**でもよいが，電極と電解質水分を含むペーストを介した皮膚組織間の分極電圧をできるだけ小さくし，ドリフトの小さな安定な記録を行うためには，銀電極や洋白電極の表面にCl⁻による塩化膜を形成すればよい．このためには，これらの電極を使用する前に一度食塩液を介して電気分解すればよい．通常，生理食塩液に一昼夜浸しておくことでかなり安定した**塩化膜電極**が得られる．新しい金属電極はドリフト（記録に基線変動が生ずる）が多いが，何度も使って古くなった電極は安定しているというのは，電解質を含むペーストと何度も接触しているうちに金属電極表面に塩化膜ができるためである．その意味から，金属電極を一昼夜生理食塩液に浸すことを，早く古い電極にする（早く年をとらせる）という意味で**エージング**（aging）という．

2）生体電気現象としての磁場計測

　心電図や脳波などの生体の電気現象は，心筋や神経細胞の興奮によって生ずる微弱なイオン電流を体表面に接着した電極によって電位あるいは電位差（電圧）として計測したものである．しかし，電流が流れればそこには磁界（場）が発生する．この生体磁場は**図2-12**（p. 27）に示すように，地球の磁場（5×10^{-5}T）の$10^{-7} \sim 10^{-9}$以下ときわめて小さい．通常，磁場の検出には，**ホール素子**とジョセフソン接合部をもつ**SQUID（超伝導量子干渉素子）**を用いた磁束計とがある．

（1）ホール素子

　n形半導体の薄片に**図5-7**のように端子1と2のX軸方向に電圧をかけて電流Iを流しておき，それと直交する方向（Z軸）から磁場をかけると半導体中の電子の流れが生じ，その結果，端子4に対する端子3のY軸方向に起電力が生じる．これがホール効果であり，起電力の大きさが磁場の強さに比例する．この原理を応用すると，通常の磁場（電気機器から発生している磁場や磁石の磁界）は十分検出できる．しかし，このホール素子では，心磁図や筋磁図のような比較的大きな生体磁場でも十分な検出感度は得られない．

（2）SQUID

　SQUID（superconducting quantum interference device：超伝導量子干渉素子）を用いた磁束計の本体は超電導体であるリングで，リングの一部にジョセフソン接合部をもっている．交流型より感度のよい直流型では，ジョセフソン接合部を2つもっている．このリングに電流を流しておき，検出コイルによって検出された磁場（磁界）がリングの中に入ると，大きな電圧がリング両端に出力される．この電圧を，変調コイルによって磁気の強さに比例する電圧が出力されるように補正する（**図5-8**）．リングはジョセフソン効果をもたら

洋白電極

脳波や心電図などの導出用電極として，イオン化傾向の小さい金属である銅，亜鉛，ニッケルとの合金である洋白電極がある．しかし，銀−塩化銀電極（Ag−AgCl電極）より分極電圧が大きい．

塩化膜

銀電極や洋白電極は，何回も使用するとAg-AgCl電極のように，電極表面に塩化膜（Cl膜）を形成し，安定な電極が得られる．しかし，電極を清拭する目的で表面をヤスリなどで磨くと，塩化膜が剥がれるばかりではなく，合金電極の場合，合金の金属間のイオン化傾向の差による局所電流が流れて，安定の悪い電極となるので注意を要する．

ジョセフソン接合部

超伝導状態にある金属と金属の間に薄い絶縁体を挟んで弱く接合した部位をいう．その部位に電流を流すと薄い絶縁体の中をトンネル効果によって電流（超伝導電流）が流れる（これをジョセフソン効果という）．この現象は，ケンブリッジ大学のブライアン・ジョセフソンによって発見された．

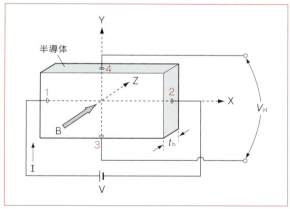

図5-7 ホール素子の原理
起電力 $V_H = R_H IB/t_h$ （R_H はホール係数）．

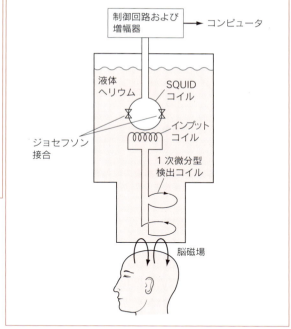

図5-8 SQUID磁束計の構造

すために，また検出コイルの雑音をできるだけ少なくするために，SQUIDは液体ヘリウム容器に入れて冷却して使用する．

SQUIDはホール素子と比較して非常に高感度であるため，心磁図，**脳磁図**，筋磁図検査用に用いられている．通常，これらの生体磁場計測では，周囲の外来磁場や地磁気の影響を避けるために**磁気シールド室**が必要である．

5 トランスデューサ（変換器）に対する要求事項

1）周波数特性

種々の生体の物理現象を電気信号に変換する場合，変換器（トランスデューサ）はその物理現象のもつ周波数特性を十分にカバーできる必要がある．たとえば，ある物理量の基本周波数が3Hzであると，トランスデューサの応答特性は少なくとも30Hzは必要である．

また，後述する血圧などの測定では，生体側の血圧変動を検出する場合に用いるストレンゲージの周波数特性は，その圧変動を十分にカバーしているものでなければならないが，ストレンゲージを張りつけている受圧膜によっても全体の周波数特性は決まってくる．物理量をトランスデューサに伝える過程で介在する受圧膜，スプリング，レバーの動作，粘弾性のある液体などの介在を考慮したうえでの周波数特性を考慮しなければならない．

脳磁図
脳の神経細胞の活動に伴う電流（等価電流ダイポールによって説明できる）によって生ずる微弱な磁界をSQUID磁束計で検出記録したもの．磁界の強さは，心磁図が $10^{-11} \sim 10^{-10}$ T（テスラ）に対して脳磁図は $10^{-13} \sim 10^{-12}$ T ときわめて小さい．

粘弾性
物体に外力が加わると形が変形する（歪む）が，外力を断つと歪がなくなる性質を弾性という．粘性は流体の基本的性質で，流れがあるとそれと接する流体（あるいは物体）間に生ずる摩擦によって流れを止める方向に力が作用する状態をいう．生体はこの両方の粘弾性の性質をもっている．

II センサ・トランスデューサの原理と構造　105

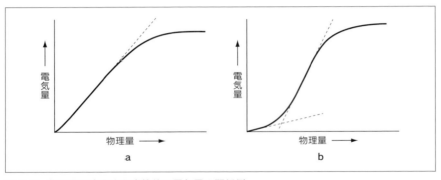

図 5-9 物理量の大きさと変換後の電気量の関係例
a：大きな物理量に対する変換後の直線性の歪み，b：部分的に直線性が得られるトランスデューサ．

2) 直線性と動作範囲

物理量の大きさとトランスデューサによる電気信号の出力は必ずしも直線的な関係にあるとはかぎらない．図 5-9 a に示すように，現象が小振幅でしかも微弱な変化であれば直線関係にあるが，現象が高振幅になると直線関係はなくなり，結局高振幅では誤差が大きくなる．多くのトランスデューサでは，入力される物理量と出力される電気信号との間には，広い動作範囲で直線的な関係があることは少ない．また，この入出力の関係が 2 次，3 次の曲線式にあてはまる関係であれば，2 次，3 次式を適用してあとで補正することは比較的容易である．しかし，図 5-9 b のように，一部の直線関係部分を除いて物理量がある上下の範囲をこえる場合に，しかも 2 次，3 次の曲線式が使えない場合には，多くのデータから求めた補正式が使われることがある．したがって，生体の物理・化学量をトランスデューサを介して評価する場合には，常にこれらの点を考慮し，適切な標準値（電圧）などを用いて必ず校正したあとに使用しなければならない．

また，特に圧力，流量，温度などの物理量が動作範囲をこえた大きな入力である場合（故意に大きな力が加わったり，落下，衝撃など）には，トランスデューサは破壊されるか，壊れなくとも不可逆的な変化を生ずるので，使用時にはこの点についても注意が必要である．

3) トランスデューサにかかわる誤差

トランスデューサは，目的とする物理・化学量以外の変化に影響してはならない．また，そのような影響の少ないトランスデューサを選ぶことが必要である．

ある波長の光を電気に変換する場合，できるだけ他の波長の影響を受けにくいことが必要であるし，そのトランスデューサからの出力が周囲の温度変化に影響されやすいものであっても困る．また，たとえば化学センサである pH センサが他の溶在イオンの影響を受けるようでは測定に使用できない．このように，多くの物理・化学量の定量評価は，トランスデューサによる間接的な測定

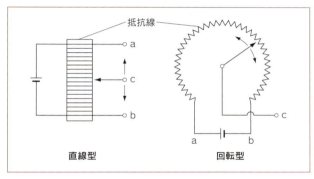

図 5-10　ポテンショメータ

となるため，測定が多くの系を介したものであればあるほど測定誤差は一般に大きくなる．したがって，トランスデューサを使用する場合は，前述したように必ず標準となる物理量あるいは化学量と比較した校正を行うことが重要である．そのうえで避けられない誤差があった場合には，それをよく理解したうえで検査データを評価することが大切である．

6　物理量センサ・トランスデューサ
1）変位・圧力トランスデューサ
（1）ポテンショメータ

動きによって生ずる変位が比較的大きく，ゆっくりした場合に用いるのが図5-10で示す抵抗線変位素子（通常，ポテンショメータまたはボリューム）である．ポテンショメータには，図5-10のように直線型と回転型がある．抵抗体には抵抗線を巻いたもの（巻線型）と，金属被膜抵抗にしたものとがある．図5-10のa-b間に直流電圧をかけて抵抗線に電流を流すと，直線型では図5-10のc点の接点をそれぞれaの方向またはbの方向に直線運動させ，回転型ではa-c間またはb-c間にc点を矢印のように円運動させ，それぞれの運動距離に比例した電圧が出力される．巻線型の場合，抵抗線を細くして巻数が多ければ（通常，巻線間隔0.1 mm程度）それだけ分解能が上がる．したがって，巻線型の出力は階段状にはなりにくく分解能もよい．

直線性は直線型のほうがよく，回転型は1回転するものまで電圧変化として取り出すことができる．腕の回転角度や歩行時の歩幅を計測する場合などに応用される．

（2）歪ゲージ（ストレンゲージ）

金属線や半導体あるいはゴム管内の液体長などの変化による電気抵抗の変化を検出するもので，歪ゲージを胸に巻きつけて呼吸の変化による歪ゲージの長さの変化を電圧変化として検出するものや，受圧膜につけた歪ゲージによる血圧変化を検出するトランスデューサとして使用するものなどがある．歪ゲージには金属線ストレンゲージ，電解液または水銀を細いシリコンゴム管（弾性管）などに封入した液体ストレンゲージ，シリコン単結晶などの半導体のピエ

> **誤差**
> 誤差には系統誤差と偶然誤差および過失誤差があり，さらに系統誤差には測定器誤差，理論的誤差，個人誤差などがある．トランスデューサの特性による誤差は測定器誤差に含まれる．

> **ポテンショメータ**
> potentiometer．回転や直線的な移動によって抵抗値が変化する素子で，総称して可変抵抗やボリュームなどの用語が使われる．スパイロメータに取り付けられた回転型のポテンショメータによって呼吸気量の変化の抵抗変化から電圧の変化に変換する場合などにも用いられる．

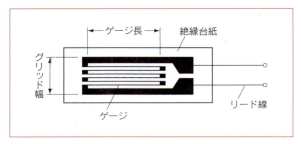

図5-11 絶縁台紙（ベース）上に貼り付けた金属箔ストレンゲージ

ゾ抵抗効果（後述）を応用した**半導体ストレンゲージ**などがある．

金属線ストレンゲージを例にすると，金属線の抵抗 R は，

$$R = \rho \cdot l / S \quad 〔\rho：比抵抗(\Omega \cdot cm)，l：長さ(cm)，S：金属線の断面積(cm^2)〕$$

となる．

金属線を伸ばすと S は減少し，l は増加し，その結果 R は増加する．ゲージの長さを Δl 変化させたときの抵抗変化＝R の割合は，もし体積が変化しない程度の微小な変化であれば $\Delta R/R$ と $\Delta l/l$ は比例する．$\Delta R/R$ と $\Delta l/l$ の比を**ゲージファクタ**（F）で表す．すなわち，$F = (\Delta R/R)/(\Delta l/l)$ となる．通常この値をゲージ率といい，ほぼ2.0付近にあるものが多い．金属線の材質は，アドバンス（$F=2.0～2.1$），コンスタンタン（$F=1.7～2.0$），ニクロム（$F=2.0～2.5$）などが用いられる．金属線ストレンゲージは金属線そのものを使用することもあるが，薄い金属箔にして絶縁台紙（ベース）に貼り付けたものを使用することが多い（**図5-11**）．

また，半導体を用いたものは，シリコン（p形，n形半導体）の単結晶の**ピエゾ抵抗効果**（比抵抗が応力により変化する）を利用したもので，p形シリコンでのゲージファクタ F は100～200であり，金属線と比較して高感度である．しかし一方で，半導体であるため，金属線と比較して温度変化を受けやすく，温度補償回路は不可欠である．実際のストレンゲージを用いた回路では，この温度補償を含めて2ゲージ法あるいは4ゲージ法（**図5-12**）を使用した**ブリッジ回路**を構成して使用する．出力感度は2ゲージ法より4ゲージ法のほうが高い．ブリッジ回路の励起電源として交流や直流電源を使用するものがあるが，最近では安定な直流増幅器が安価になり，また電気的安全性を考慮して，低電圧直流電源方式を用いることが多くなっている．**図5-13**に血圧トランスデューサの構成を示す．受圧膜の変化を半導体または金属線ストレンゲージを4ゲージ法で使用し，測定している．

血圧トランスデューサの感度や周波数応答は，前述したようにトランスデューサの主な構成素子であるストレンゲージばかりではなく，受圧膜（半径 r）の弾性，カテーテルの材質・太さ（直径 D）・長さ（l），カテーテル内の生理食塩液の質量，血液の粘性などによって，また，測定系全体のコンプライ

半導体ストレンゲージ

半導体ストレンゲージは小型にできるため，カテーテルの先端に取り付けることで，血管内や心臓内の血圧を直接測定できるカテ先血圧トランスデューサにも用いられている．カテ先で血圧が検出できるため，カテーテルの長さや弾性によって生ずる歪や誤差を少なくすることが可能である．

比抵抗

比抵抗は比電気抵抗の略で，抵抗率と同じ意味で使用される．抵抗率 ρ は材質によって異なる値で単位は〔$\Omega \cdot cm$〕である．最近は比抵抗より抵抗率の用語が多く使われている．

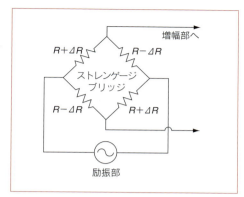

図 5-12　4 ゲージ法によるブリッジ回路

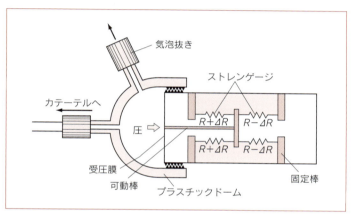

図 5-13　ストレンゲージを使用した血圧トランスデューサ

アンスとこれに伴う機械的共振特性によっても変化する（図 5-14 a）．図 5-14 b は血圧トランスデューサの受圧膜に実際の血圧を負荷した記録，図 5-14 c は血圧トランスデューサに約 100 cm のカテーテル（8 F）を介して測定した血圧記録波形である．基線に細かい振動が重畳し，血圧波形は歪んでいることがわかる．図 5-14 d はこの測定系に振動をおさえるダンパーを挿入し血圧波形を補正した記録である．

その他の歪ゲージとして，液体歪ゲージがよく使用されている．図 5-15 のように，シリコンゴムなどの弾性管に電解液や水銀などを封入し，両端に銀や亜鉛などの電極をつけ液体に接した状態で使用する．弾性管の伸び縮みによって抵抗が変化するので，電極を介して微弱な定電流（直流でもよい）を流しておけば，抵抗変化を電圧変化として検出できる．また，このゲージを前述したブリッジ回路の一辺に挿入しても使用できる．一方，伸び縮みによる抵抗の変化は生ずるが，長さの変化量と抵抗の変化量はゴムの材質や封入液体の特性によって異なり，また金属線ゲージのように必ずしも比例しないため，変化量の定量には向かない．しかし，検出方法が簡単であることから，胸壁や腹壁

> **コンプライアンス**
> compliance．血管やカテーテル管の軟らかさの指標をコンプライアンスといい，弾性率（圧力などによる変形のしにくさ→硬さ）の逆数として示される．カテーテルや血管が軟らかければコンプライアンスの値は大きくなる．逆に弾性率が小さいということになる．

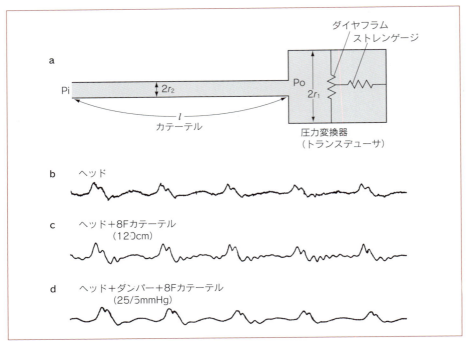

図 5-14 血圧トランスデューサとカテーテル導管系による血圧波形の歪み
a：カテーテルを用いた場合の測定系の歪み要因，b：受圧膜（ダイヤフラム）に直接血圧を負荷した場合の波形，c：カテーテルを介した場合の波形，d：カテーテルを介しているが，測定系にダンパーを挿入した場合の波形．

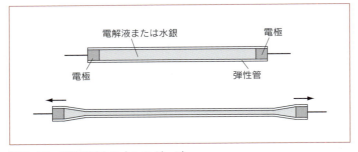

図 5-15 弾性管液体ストレンゲージ

に巻き呼吸曲線を記録するためによく用いられる．最近では，**睡眠時無呼吸症候群**の検査や種々のポリソムノグラム検査で，胸・腹部の動きの検出に用いられることが多い．

(3) 差動トランス

　血圧などの変化を受圧膜で受けて，その偏位を**図 5-16** のように鉄芯（コア）に伝え，これによって生ずる相互インダクタンスの変化として検出する圧トランスデューサである．1 次コイル S_0 と互いに逆向きに結合されている 2 つの 2 次コイル S_1 および S_2 とコアから構成されている．コアの位置が真中にあり，1 次コイルに対する 2 次コイルの結合が等しければ差動出力は 0 であ

呼吸曲線

腹壁や胸壁などの簡単な呼吸運動の記録（呼吸曲線）にはストレンゲージやサーミスタが使用される．臨床検査では，睡眠時無呼吸症候群患者の無呼吸が中枢性か閉塞性かの区別をするために，胸・腹部や口元に設置して使用される．

睡眠時無呼吸症候群：sleep apnea syndrome, SAS.

ポリソムノグラム検査

polysomnogram（PSG）検査．睡眠中に生ずる種々の生体現象（脳波，心電図，呼吸，筋電図，酸素飽和度，呼気二酸化炭素，眼球運動など）を長時間（終夜を含む）にわたり記録するもので，睡眠ポリグラムともいう．このような記録法を睡眠ポリグラフィまたはポリソムノグラフィ（polysomnography）という．

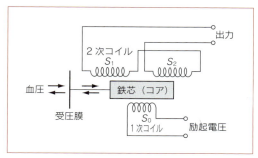

図5-16 圧測定用差動トランス

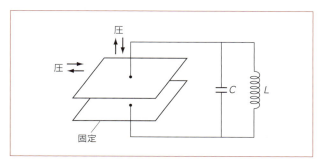

図5-17 可変容量型コンデンサを用いた圧トランスデューサ
コンデンサ C と並列にコイル L を接続し，同調回路を形成している．

り，もしコアが圧力（血圧など）を受けて動けば結合が変化し差動出力は0にならず，その動きに応じた出力が得られる．**差動トランス**の周波数特性や感度はコアの大きさによる．コアが小さく動きが小さければ直線性もよい．

(4) 可変容量型コンデンサ

圧力による動きを2枚の金属平板電極の電極間距離 d または向かい合う面積 S を変えることで，コンデンサの容量変化として検出するものである．**図5-17** は，2枚の平板電極の一方を固定した場合の可変容量型トランスデューサの原理図の一例である．容量 C は，

$$C = \varepsilon \cdot S/d \quad (\varepsilon：誘電率)$$

であるので，d や S が変化すると C の値が変わるため，図のようにコイル（L）との同調回路を構成すると，周波数 f は，

$$f = \frac{1}{2\pi\sqrt{LC}}$$

によって C が変化すると周波数が変化するから，コアの動きを周波数の変化として検出することができる．あとでFM回路を用いて電圧として出力することもできる．また，コイルばかりではなく抵抗 R による同調回路としても出力できる．最近では，IC回路と一体化したカテーテル先端型血圧トランスデューサも開発されている．

> **可変容量型コンデンサ**
> 種々の方法で向かい合った電極の面積や電極間の距離を変えることで容量を変えることができるコンデンサをいう．また，電圧を加えることによって静電容量を変えることができるバリキャップ（可変容量ダイオード：variable capacitance diodes）がある．最近のデジタルテレメータ心電計のなかには，バリキャップを用いた発信回路によるFSK変調を用いたものもある．

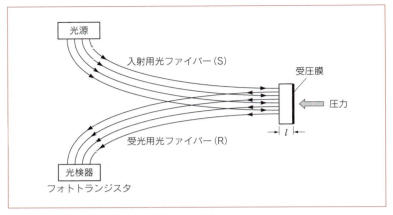

図 5-18　光ファイバー型トランスデューサ
圧力による受圧膜の変化によって光ファイバー末端と受圧膜の距離 l が Δl に変位する．

(5) 光ファイバー

受圧膜に光を照射したとき，圧変化による受圧面の動きに伴って反射光量が異なる．この反射光量の変化を光検出器（**フォトトランジスタ**など）で検出する方法である．**図 5-18** は，光源からの受圧膜への照射光の送・受光伝送路に光ファイバーを用いたものである．伝送路としての光ファイバーは，受圧膜への照射（入射）用光ファイバー S とそれに隣接する受光用光ファイバー R より構成されている．受圧膜の変化によって，ファイバー末端部と受圧面の距離 l が Δl だけ変化すると，受光ファイバー内の受光量の変化 ΔC は，ほぼ，

$$\Delta C = \kappa \Delta l \simeq \kappa \Delta P \quad (\Delta P：受圧膜への圧変化，\kappa = 受圧膜による定数)$$

が成立する．

光ファイバーには直径数十〜100 μm のものが通常使われている．送受光末端では光源や光検出器が必要ではあるが，その間の伝送路は光であり，したがって，電磁気学的雑音の影響を受けないこと，受圧膜面を心血管内に挿入しても電撃に対する危険は少ないことなどの特徴がある．

2) 振動・音響トランスデューサ

心臓や血管の拍動，弁運動による心音・心雑音などの生体内から発生するより低周波領域の振動，またそれより高い周波数をもつ音響的振動などを体表面で検出するトランスデューサを振動・音響トランスデューサという．このトランスデューサには，静止点からみた皮膚表面の振動など皮膚面の変位を検出するものと，その変位を動的に検出するものとがある．すなわち，振動・音響検出用のトランスデューサは，**変位型**，**速度型**，**加速度型**に分類できる．

(1) 変位型トランスデューサ

圧電素子を用いた変位型心音用マイクロホンを例に説明する．
圧電素子は，**図 5-19** に示す平板の圧電材料（チタン酸バリウム，チタン

光ファイバー
石英ガラスなどの光の透過率の高い材料を用いた細いガラス管を繊維状にしたもので，医療用内視鏡や大容量の長距離通信ケーブルなどに使用されている．

音響的振動
皮膚表面で検出できる振動には，心臓の弁運動などに伴う 20〜1000Hz の心音・心雑音などの振動（振動音が可聴できる音圧の高い部分の周波数もある）や，血管内の血圧（側圧変化）や血管容積の変化による振動（可聴音ではない振動）がある．これらはすべてマイクロホンで検出できるが，フィルタを用いて脈波と心音・心雑音を分離することができる．

心音用マイクロホン
心音用マイクロホンには，直接皮膚に接着する直接伝導型と，空気を介して心音・心雑音を検出する空気伝導型とがある．心音用マイクロホンの標準形式が空気伝導型であるため，感度の高い直接伝導型加速度型マイクロホンを使用した場合でも，空気伝導型の特性に合わせる電気回路（イコライザ）が必要である．

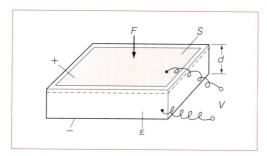

図 5-19 圧電素子の原理
＋側と－側の電極間に起電力 V が生じる．

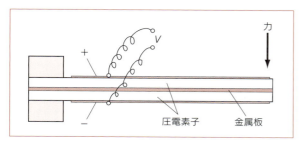

図 5-20 2枚の圧電素子を使用した場合

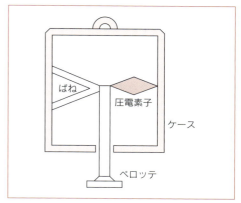

図 5-21 圧電素子の一方を固定して用いた変位型マイクロホン

酸ジルコン酸鉛など）の上と下の両面に電極を接着し，厚み方向に力 F を加えると力に比例した電荷 Q が発生する．比例定数を D とすると，Q=DF が成立する．いま，平板電極間の容量を C，圧電材料の誘電率を ε，平板間の距離（圧電材料の厚さ）を d，電極板の面積を S とすると，容量 C は，

$C = ε \cdot S/d$　（ε：誘電率）

であるから，力 F を加えたときに平板電極間に誘起される起電力 V は，

$V = Q/C = DF \cdot d/εS = κ(d/S)F$　（ただし，$κ=D/ε$）

となり，V は加える力 F に比例する．

図 5-20 は，圧電素子の一方を固定し 2 枚用いたもので，他方に力を加えた場合に 2 つの圧電素子歪による変形を利用しても起電力は生ずる．

図 5-21 は，圧電素子の一方を固定した（静止点）変位型心音用マイクロホンを示したものである．すなわち，胸壁に置かれた変位動子（ペロッテ）が，胸壁の変位によって，**図 5-20** と同様に圧電素子の他方に力が加わると，その変位による起電力が生じる構造となっている．

Ⅱ　センサ・トランスデューサの原理と構造　113

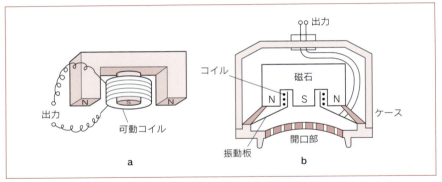

図 5-22 速度型トランスデューサ
a：可動コイル，b：可動コイルを用いたダイナミックマイクロホン．

(2) 速度型トランスデューサ

永久磁石による静磁界の中でコイルが動くと電流が発生することを利用したダイナミックマイクロホンは，速度型トランスデューサである．磁石のS極に巻かれたコイルを振動板を介して動かす（可動コイル）と，動かす速度が速いほど大きな起電力が発生する（**図 5-22**）．磁石の磁束密度を B，コイルの全長を l，可動するコイルの速度を v とすると，起電力 V は，

$$V = B \cdot l \cdot v$$

で示される．**可動コイル型**のマイクロホン（ダイナミックマイクロホン）は速度型トランスデューサの一つである．

いま，振動板の振動 y は，角周波数を ω，振幅を A とすると，$y = A \sin\omega t$ で表される．したがって速度 v は，

$$v = dy/dt = A\omega \cdot \cos\omega t \tag{5-1}$$

ここで，振動板を含む振動体の質量を m としたとき，振動時の運動エネルギー E は，

$$E = mv^2/2 = m(A\omega)^2/2$$

より，$A\omega = \sqrt{2E/m}$ となり，この結果，式（5-1）は，

$$v = \sqrt{2E/m} \cdot \cos\omega t \tag{5-2}$$

さらに式（5-2）を積分すると，振動の変位 y は，

$$y = \int v\,dt = (\sqrt{2E/m})/\omega \tag{5-3}$$

これより，振動板の変化（変位）y は $\omega = 2\pi f$ より，振動周波数 f が高くなると変位は小さくなることを示している．

さらに式（5-2）の速度を微分すると，加速度 a は，

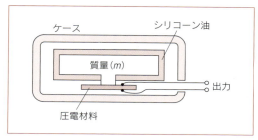

図 5-23　直接伝導型加速度マイクロホン

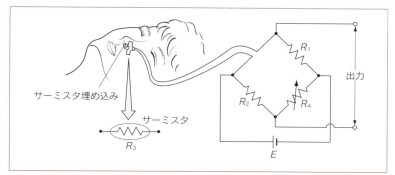

図 5-24　サーミスタを用いた呼吸曲線の記録法

$$a = dv/dt = \omega\sqrt{2E/m} \cdot \sin\omega t \tag{5-4}$$

したがって，加速度 a は質量 m に働く力 $F=ma$ より求められる．すなわち，加重検出器に質量 m の重りを置いて力を加えると電圧を発生する素子を使えばよい．特に，動的加速度のみを計測するのであれば，圧電素子によるものが小型で感度がよい．圧電素子に加速度 a と質量 m に比例した力が加わると，加速度に比例した起電力が生ずる．図 5-23 に，直接伝導型加速度マイクロホンの構成例を示す．

3）流速・流量トランスデューサ

呼吸や血液循環における気速または気流（量）や血流速度（血流量）などを測定するものには，サーミスタや金属線を用いたもの，差圧トランスデューサを用いたもの，超音波ドプラ法や電磁誘導を用いたものなどがある．

(1) サーミスタ

通常，医用では温度上昇に伴って抵抗が減少する**負の抵抗温度係数**をもつサーミスタが使われる．**サーミスタ**の多くは後述する体温計測に用いることが多い．図 5-24 に示すように，ブリッジ回路の一辺に直径 1 mm 以下のビートタイプのサーミスタを鼻先や口元に装着すると，呼気・吸気の気流温度を検出することができる．呼吸流量の定量はできないが呼吸曲線を簡単に得ること

 抵抗温度係数

サーミスタには負の温度係数（negative temperature coefficient）をもつ NTC サーミスタと，正の温度係数（positive temperature coefficient）をもつ PTC サーミスタとがある．前者は温度センサや回路の温度補償用として，後者は電流制限素子として応用されている．

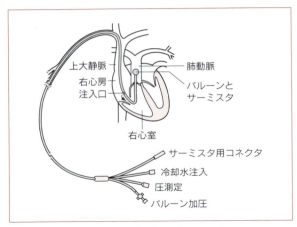

図 5-25　スワン・ガンツカテーテルを用いた熱希釈曲線を得るための肺動脈内サーミスタの位置

ができるため，重症患者の呼吸モニタリングや睡眠ポリグラフ検査時の呼吸曲線検出用として日常的に使われている．

また，サーミスタは図 5-25 に示すように，**スワン・ガンツカテーテル**を用いて心臓の肺動脈内に留置し，右心房から瞬時に注入した 0 ℃で 10 mL の冷却液（5％ブドウ糖液）による肺動脈部位の温度低下を連続記録することにも使用されている．その連続記録は，次式による心拍出量（cardiac output：CO）を求める検査に用いられている．

$$CO = 1.08\ \kappa\ V_i\ (T_i - T_b) \times 60 / \int \Delta T_{bdt}$$

($\int T_{bdt}$：連続記録した熱希釈曲線の面積，κ：カテーテル定数，V_i, T_i：ブドウ糖液の注入量と注入液温度，T_b：肺動脈血液温度，1.08：ブドウ糖液使用時の定数）

(2) 差圧トランスデューサ

気流が流れている回路に小さい抵抗体を挿入すると，その抵抗体の上流と下流の圧力差が流量の関数となることを利用したもので，呼吸流量計に用いられているトランスデューサである．抵抗体には図 5-26 のように，ステンレス細管を用いた**フライシュ（Fleish）型流量計**，目の細かなステンレス製の金網（金属メッシュ）をもった**リリー（Lily）型流量計**の 2 種類がある．一般に，流量（flow）が小さいときには流体は層流であるので，抵抗体を挟んだ圧力差 ΔP との間にはハーゲン・ポアズイユの式 $F = \kappa \Delta P$（κ：定数）が成立する．この圧力差を検出する差圧計には，ストレンゲージ型トランスデューサが用いられる．また，金属メッシュの代わりに金属製の可動膜で仕切り，この可動膜にストレンゲージを貼りつけて，気量圧変化による可動膜の変化をストレンゲージの抵抗変化として検出する流量計もある．

(3) 白金線流量トランスデューサ

流路に約 400℃に熱した白金線を置くと，気流が当たると熱が奪われ白金線

スワン・ガンツカテーテル
心内圧や熱希釈法などによる心拍出量の測定に使用するカテーテルで，開発者の名前（Swan-Ganz）に由来している．

心拍出量
1 分間に心臓より拍出する血液量（cardiac output：CO）で，測定法にはフィック（Fick）法，指示薬希釈法（色素希釈法，熱希釈法），RI 希釈法，超音波法などがある．

ハーゲン・ポアズイユの式
Hagen-Poiseuille equation. 流体が層流である場合に，流量（体積速度）が抵抗体を挟んだ圧力差に比例する式は，ハーゲンとポアズイユの 2 人によって導き出された．

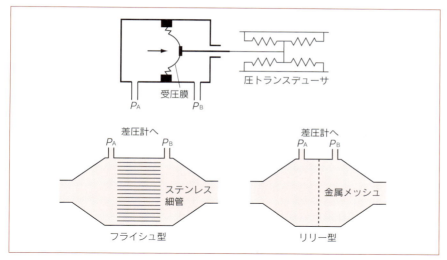

図 5-26 差圧トランスデューサを用いた呼吸流量計の原理

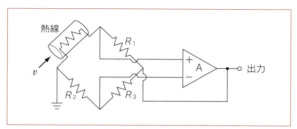

図 5-27 熱線定温回路の原理

の温度が下がるが，図 5-27 の熱線定温回路では奪われた熱を補い，温度が一定になるように白金線に電流を流すようになっている．これが白金線流量トランスデューサの原理である．白金線に流れる電流 I，そのときの流速 v との間には，

$$v \propto kI^4 \quad (k=定数) \tag{5-5}$$

の関係がある．これを King の式という．

この気流速 v と流路の断面積 S から，流量 F は，

$$F = v \times S \tag{5-6}$$

で求めることができる．

以上，式 (5-5)，(5-6) で求めた F を時間積分すると気量が求められる．

ここで流量とは，単位時間に移動する気体の量（mL/s または L/min）であり，流速（cm/s または m/s）に断面積（cm² または m²）を乗じたものである．すなわち，流量 F＝流速×断面積（cm³/s または mL/s）であり，流量を時間積分したものが気量（mL または L）である．

> **気量と流量**
> 呼吸機能検査の一つにフローボリューム曲線を描く検査がある．横軸に気体のボリュームすなわち気量，縦軸に flow すなわち気体の体積の速度（体積速度）を目盛り，そのリサージュ図形の形から肺気腫や肺線維症などの疾患を推測することができる．

> **リサージュ図形（Lissajous figure）**
> 二次元の座標軸（X軸，Y軸）のX軸に信号 x（たとえば気量信号），Y軸に信号 y（たとえば流量信号）を同時入力した場合に描かれる波形図をリサージュ図形という．正弦波では信号 x と信号 y の位相差が 0°であれば直線になり，90°であれば円になり，45°であれば楕円になるので，2つの信号の位相差を直観視することができる．

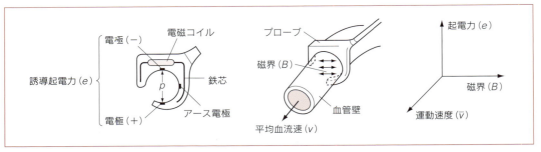

図 5-28　電磁血流計の原理

(4) 電磁誘導型トランスデューサ

露出した血管内の血流速を測定する**電磁血流計**に使用されている．前述した磁界のなかで，速度 v で動く可動コイルに誘起されるダイナミックマイクロホンは電磁誘導によるものであるが，電磁血流計も同じファラデーの電磁誘導によるものである．磁界のなかに磁束を直角に切る速度 v で動く電解質または血液があると，磁界の向きと血液の流れの両方向に直交する起電力が発生することを応用している．図 5-28 に電磁血流計の原理を示す．磁界方向の磁束密度を B，磁界中の血液導体の長さ（プローブの内径）を d，血管内の平均血流速度を v とし，磁界と導体の運動方向の両方に直角になるようにプローブ内に2つの電極を取りつけると，この電極間には電磁誘導によるフレミングの法則から，次に示す誘導起電力 e（V）が生ずる．

$$e\ (V) = B\ (Wb/m^2) \cdot d\ (m) \cdot v\ (m/s)$$

e が検出されれば v が求められる．

なお，電磁血流計は血管を露出させてプローブを挟む必要があるため，多くは手術室などで使用される．プローブには内径 0.5～30 mm 程度のものがあり，測定範囲は通常 0.1 mL/min から 20 L/min である．

この他，血管を露出することから電磁血流計同様臨床検査での使用は少ないが，血流の上流と下流から超音波を送信しその伝搬時間の差を用いた**トランジットタイム法**による血流計測がある．

(5) 超音波ドプラ法による血流速トランスデューサ

動いている物体に向けて周波数 f_1 の音を発射すると，反射してくる音は物体の速度に応じて周波数 f_2 になって返ってくる．これを**ドプラ効果**という．この周波数の変位 $\Delta f = f_1 - f_2$ は，動いている物体の速度（v）に比例する．血流速度 v の検出には，波長の短い超音波が用いられる．血液中の赤血球によって超音波は散乱するが，血流速度 v で動いていると散乱によって生ずる反射周波数は f_2 に変化する．いま，超音波が図 5-29 に示すように血流方向（血管の長さ方向）と角度 θ で入射し，また反射すると，

$$\Delta f = f_1 - f_2 = \frac{(2v \cdot \cos\theta \cdot f_1)}{c} \quad (c は超音波伝搬速度)$$

フレミングの左手の法則
左手の親指，人差し指および中指の3本の指をお互いに直角になるようにして，人差し指は磁界の向き，中指は電流の流れる向き，親指は力の向き（血流の流れる向きなど）を指している．

ドプラ法
ドプラ効果を発見したオーストリアの物理学者ドプラ（Doppler）に由来した方法で，血流計測や音速計測などに用いられる．

超音波伝搬速度
超音波の伝搬速度は，媒質や温度によって異なる．25℃では水 1,500 m/s，血液 1,540 m/s，筋肉 1,560 m/s，脂肪 1,460 m/s であるので，超音波診断装置では 1,530 m/s として設計・開発がなされている．そのため，それぞれの描出臓器で 1,530 m/s との差が描出時の誤差として表示される．

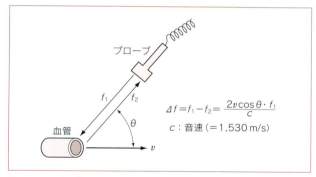

図 5-29 ドプラ法による血流速トランスデューサ

の関係が成立する．Δf が（＋）のとき血流は超音波探触子（プローブ）に向かってくる方向であり，（－）のときは探触子から遠ざかる方向にあることを意味している．

超音波ドプラ法を用いた**血流速計測**には，**パルス波**を用いたものと連続波を用いたものとがある．心臓弁の狭窄部位などの高速な血流測定には連続波が有利であるが，パルス波を用いたようなサンプルボリューム部位の血流速は測定できない．

なお，超音波探触子内にある超音波振動子には，チタン酸バリウムやチタン酸ジルコン酸鉛などの圧電素子が用いられており，前述の振動検出とは逆に，これらの圧電素子に高周波電圧を印加すると高周波の機械的な振動（超音波）を発生させることができる．

 圧較差

臨床検査では，たとえば大動脈弁を挟んだ左心室圧と大動脈圧とのそれぞれ血圧差（圧較差 ΔP）と心臓収縮時の弁口部の血流速度 v との間には $\Delta P = 4v^2$ の簡易ベルヌーイの式を用いて，ドプラ法を用いて測定した血流速 v より圧較差 ΔP を求めることがある．

4）熱・温度トランスデューサ

体温計測用としてサーミスタや熱電対が使われる．その他，皮膚表面より放射する赤外線を検出する InSb（インジウムアンチモン）や CdHgTe（水銀カドミウムテルル）などを用いた光量子型トランスデューサがある．

(1) 体温測定用トランスデューサ

代表的トランスデューサとして，前述した**サーミスタ**がある．サーミスタは金属酸化物（たとえばマンガン，ニッケル，コバルト，鉄を混合したもの）を焼結した半導体感温素子で，大きな抵抗温度係数をもっている．

抵抗温度係数が負の特性（温度が上昇すると抵抗が小さくなる）をもつ NTC サーミスタと正の特性をもつ PTC サーミスタに分類できるが（p.115 側注参照），通常，前述したように**図 5-30** のような負の温度係数をもつ NTC サーミスタが使われる．温度に対する抵抗値 R は，

$$R = R_0 \exp\left[\left(1/T - 1/T_0\right) B\right]$$

で表される．R_0 は温度 $T=T_0$ のときの抵抗値，B はサーミスタ材料の製造条件によって決まる定数で，2,000〜4,500 K のものが使われる．

電子体温計や食道，直腸温測定などに用いるサーミスタは，ビート型の 0.3

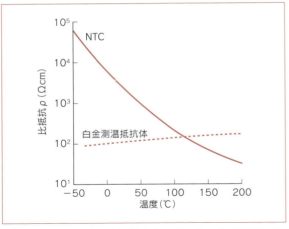

図 5-30　負の抵抗温度係数をもつサーミスタ（NTC）と，比較のための白金測温抵抗体の温度特性

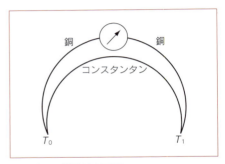

図 5-31　熱電対の原理

～1 mm 程度のものがあるため，時に注射針に封入して，深部組織の体温計測に用いることがある．また，サーミスタを用いて体表面からある程度の深さの中枢温も測定可能にした熱流補償法による深部体温計にも使用されている．また，前ページの温度に対する抵抗値の式から，温度変化と抵抗変化は線形ではないので，通常，精度を上げるために直列または並列に補償抵抗を用いて体温計測範囲（20～40℃）を 0.1℃の精度で線形補償して使用している．この場合，抵抗変化による電圧値検出には，ブリッジ回路が多く使用されている．

(2) 熱電対トランスデューサ

銅とコンスタンタンのような 2 種類の金属を図 5-31 のように結んだとき，その両端の接点との間に温度差があれば，それに比例した起電力が生じて回路に電流が流れる．これを**ゼーベック効果（Seebeck effect）**という．このような 2 種類の異種金属の接触によるものを**熱電対**という．通常，T_0 の接点を既知の温度（0℃の氷水中に入れる）として，接点 T_1 によって未知の温度を測ることができる．銅とコンスタンタンの組み合わせの熱電対では，1℃の温度変化で約 42 μV の電位差を生じる．ここで重要なことは，温度に比例するのは 2 接点間の起電力であって，回路に流れる電流ではないということである．熱電対の利点は，測定部位の接点を非常に小さくでき熱応答がよいことである．注射針の中に組み込んで，**ハイパーサーミア**などでの局所の温度測定などにも用いられている．

なお，熱電対に逆に電圧をかけて電流を流すと 2 接点間に温度差ができる．これを**ペルチェ効果（Pertier effect）**といい，電子冷却に応用されている．流す電流の向きによって，冷却，発熱が制御できる．

(3) 熱放射トランスデューサ

皮膚表面より放射される 10 μm 付近の遠赤外線のエネルギーを検出して，表面より皮下 1 mm 以内の皮膚温を検出する体温測定用トランスデューサが

深部体温計
皮膚表面を加熱することで，深部の温度が皮膚表面から放散しないように温度勾配をなくし，深部温と皮膚温を熱平衡状態にして深部温を測定する温度計．

熱電対
thermocouple．2 種類の異種金属として，たとえば＋極に銅，－極に銅と合金を組み合わせた熱電対は－200～＋350℃の範囲の測定が可能である．その他，用途に応じて鉄と銅，ニッケルの合金など種々の組み合わせの熱電対がある．

コンスタンタン
銅 55％，ニッケル 45％の合金．

ハイパーサーミア
hyperthermia．温熱療法．生体を 60～65℃以下の温度で加温し，がん組織などの不可逆的な変化を期待して行う治療法をいう．

ある．

　絶対温度 T〔K〕の黒体より放射される赤外線のエネルギー量 W は，

$$W = \sigma T^4 \quad (\sigma：ステファン・ボルツマン定数)$$

で表される．

　絶対零度より温度が高いところからは必ず赤外線が放射される．同じ温度における黒体と黒体以外の通常物体（これを灰色体という）の放射エネルギーの比 ε を放射率といい，黒体は 1 であるので，黒体以外の物体の ε は $0 < \varepsilon < 1$ である．人体の皮膚表面からの放射率 ε は，常温で **10 μm の波長付近**では $\varepsilon = 0.98 \sim 0.99$ であるので，ほぼ黒体とみなすことができる．したがって上式（**ステファン・ボルツマンの式**という）を使用することが可能であり，10 μm 付近に感度を有する遠赤外線検出器によってエネルギー W を計測すれば，T^4 から皮膚温度が計算できる．

　赤外線検出素子は**熱検知型**と**光検知型**（光量子型）に分類できる．

①熱検知型

　赤外線放射エネルギーを吸収体に吸収させ，その結果生ずる温度上昇をサーミスタや熱電対などで検出する．検知器としてサーミスタボロメータや**サーモパイル**などがある．しかし，これらの熱検知型は検知応答の指標である時定数が大きい（数 ms 以上）ため，高速での赤外線像を得るには特別な技術が必要である．最近は，冷却することなく，しかも応答速度の速い二次元サーモパイルを用いた装置も普及している（後述）．

②光検知型（光量子型）

　赤外線は可視光ではないが，光が当たると光量子効果により導電性を増加したり起電力を発生するものなどがある．近赤外線では CdSe（セレン化カドミウム），遠赤外線では InSb（インジウムアンチモン），**HgCdTe（水銀カドミウムテル**ル）などがあり，特に有効波長域が 6〜15 μm である HgCdTe は時定数も 3 μs 以下と小さく，**医用赤外線画像**の赤外線検出器として有用である．光量子型素子の検出精度を上げ，雑音を低くおさえるためには，HgCdTe 素材の検出部を液体窒素（77 K）で冷却して使用する．0.1℃以下の分解能で皮膚温を計測することができる．図 5-32 に，医用赤外線画像装置（低速度型）の基本原理を示す．最近では，液体窒素やその他のガス（ヘリウムガスやネオンガスなど）の充填の煩わしさ，ランニングコストなどを考慮して，先のペルチェ効果を利用した電子冷却を採用しているものもある．

5）光電変換素子トランスデューサ

　光が当たると，起電力が発生したり，電気伝導が変化する素子であり，素子の材料によっては光の波長感度特性をもっている．光電変換素子を動作原理によって分類すると，①光起電力効果，②光導電効果，③光電子放出効果，④焦電効果などがある．

ステファン・ボルツマン定数（σ）
Stefan-Boltzmann 定数．$\sigma = 2\pi^5 k^4/15c^2h^3$（Watt/m^{-2}/K^{-4}），$k$：ボルツマン定数（J/K^{-1}），$c$：真空中の光速（m・s^{-1}），$h$：プランク定数（J・s）

サーモパイル
thermopile．複数の熱電対を直列や並列に並べて接続したもので，二次元温度センサとして最近は医療用の赤外線放射温度計（サーモグラフ）に用いられている．

医用赤外線画像
体内から放射される 10 μm 付近の遠赤外線は生体組織の表面やその内部から放射されるが，体内からの赤外線はほとんど皮膚に到達する以前の組織で吸収されるため，医用赤外線画像は皮膚から約 1 mm 以内の皮膚組織表面の温度分布を画像化したものである．

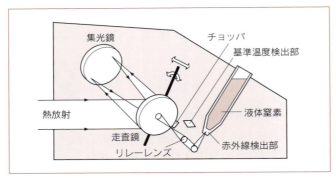

図 5-32　医用赤外線画像装置（低速度型）の原理
（オーム社「基礎センサ工学」より，改変）

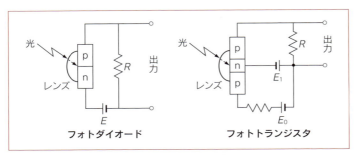

図 5-33　フォトダイオードとフォトトランジスタ

(1) 光起電力効果を用いたトランスデューサ

光が照射されると起電力が生じるもので，フォトトランジスタ，フォトダイオード，太陽電池がある．

フォトダイオードを例にすると，**図 5-33** のように，半導体の pn 接合部に集光レンズを通して光エネルギーを当てると電子と正孔（ホール）が生じ，ダイオードの接合部に逆向きの電流が流れる．このダイオードに電源 V_{cc} をかけて増幅作用をもたらしたものがフォトトランジスタである（**図 5-33**）．ダイオードを構成している半導体によって，**図 5-34** のように波長感度特性が異なる．しかし，**図 5-34** からわかるように，ダイオードは可視光から赤外光（線）に至る広い範囲の波長感度特性をもっており，さらに後述する光導電素子に比較するとその応答速度は約 10^{-9} 秒ときわめて速い．

なお，pn 接合のダイオードに順方向の電流を逆に流すことによって，赤黄などの可視光や赤外光（線）を発するものがある．これを**発光ダイオード(LED)**という．**パルスオキシメータ**の赤色光や赤外線を発する発光素子として使用され，また赤外線による通信回線のフォト・カプラなどにも利用されている．

(2) 光導電効果を用いたトランスデューサ

光が当たると電気伝導度が増加し，電気抵抗が減少する半導体材料には，可

発光ダイオード：light emitting diode, LED

解 パルスオキシメータ
赤色発光ダイオード（波長660nm付近）と赤外線発光ダイオード（波長910nm付近）を交互に点滅させながら，2つの波長による HbO_2 と Hb の吸光度の違いから動脈血の酸素飽和度（SpO_2）を経皮的に測定できる装置．

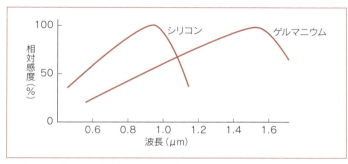

図 5-34　ダイオードの波長感度特性

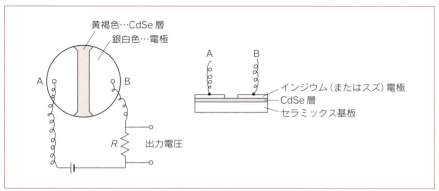

図 5-35　CdSe を使用した光導電素子の構造
導電材料として CdS，PbS なども用いられる．

視光領域から近赤外光領域で感度の高い CdSe（セレン化カドミウム），CdS（硫化カドミウム）などが，また，赤外線（光）領域で感度の高い PbS（硫化鉛）や InSb（インジウムアンチモン）などがある．可視光領域で使える CdS や CdSe は，安価で電池を接続するだけで電気抵抗の変化を電流値または電圧値に変換することができる（**図 5-35**）ため，従来から光電式指先容積脈波計やオキシメータに使われてきた．しかし，応答速度が遅く，また低照度での感度が低いため，最近では**フォトトランジスタ**や**フォトダイオード**がこれに変わってきている．**図 5-36** は，フォトダイオードを用いた光電式容積脈波計のセンサ部である．

(3) 光電子放出効果を用いたトランスデューサ

　図 5-37 の 2 極真空管の陰極の受光面にナトリウム，カリウム，カドミウムなどのアルカリ金属を置くと，光が当たったときに光エネルギーで励起された電子は陽極に向かって飛び出す（光電子放出という）ことによって，光量に比例した電流が 2 極管に流れる．この 2 極管を**光電管**という．感度を上げるために，光電管内にアルゴンガスなどを入れたガス入り光電管もある．ガス入り光電管は，電子の衝突によって気体分子からイオンが発生し，その分感度は上がるが，光量に対する直線性が低下し，応答速度も低下する．また，光の波

> **光電式指先容積脈波**
> 心拍動に伴う毛細管容積の変化を指先の厚さの変化としてとらえ記録したものである．可視光や赤外光を指組織に当てると，その透過光や反射光は指先の厚さの変化によって変化する．この場合，指先の厚さ（たとえば 1cm を 1V）に対する指先の厚さの変化（脈波）は 1/1,000 程度（たとえば 1mV 程度）である．

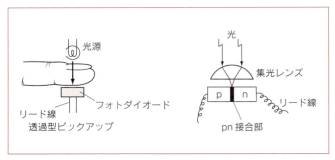

図 5-36　フォトダイオードによる光電式指先容積脈波計センサ部

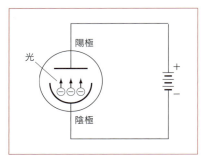

図 5-37　光電管

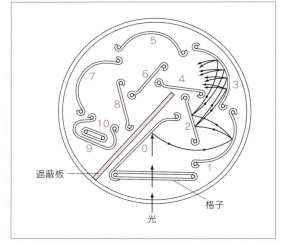

図 5-38　光電子増倍管の構造
0：陰極，1〜9：ダイノード（加速電極），10：陽極．

長による分光特性は，陰極に使用するアルカリ金属の種類によって異なる．したがって，光電管を利用する場合には，目的とする波長の光が何かをはっきりさせることが必要である．

図 5-38 は，光電管の原理に光電子の増倍によって感度を一段と増倍した光電子増倍管（**フォトマル**）の原理図である．最初の入射光によって陰極面から放出した光電子の多くは加速されて陽極電極に衝突し，次々に 2 次電子を放出していき，最後の陽極でははじめの光電子の数百万倍もの電子流が最後の陽極に集まる．2 次電子を次々と陽極に集めるためには，各陽極には前段の陽極よりも高い電圧をかけなければならないため，陽極電圧は 1,000 V 程度にもなる．光電子増倍管は，**シンチレーションカウンタ**や人の目にはみえない微弱な光も検出することができる高感度な光電変換素子として多用されている．

(4) 焦電効果を用いたトランスデューサ

PZT や LiTaO$_3$ などの強誘電体に赤外線を当てると，強誘電体表面に電荷が誘起されることによって起電力が発生するもので，赤外線を温度の変化として

> **強誘電体**
> 電気を溜めることのできる性質のある絶縁物質を誘電体といい，＋の電荷と－の電荷が対になって並んだ状態（電気双極子という）で存在する．＋と－が分かれた状態を分極という．強誘電体とは，電圧をゼロにした場合でも分極状態が続く誘電体をいう．

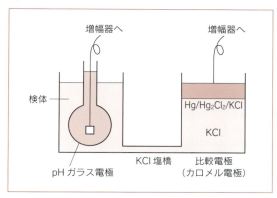

図 5-39 pH ガラス電極の構造

検出している．

7 化学量センサ・トランスデューサ

血液や体液中の水素イオン濃度（pH）や酸素分圧（P_{O_2}），二酸化炭素分圧（P_{CO_2}）を測定する電極も，これらの化学物質を電圧や電流に変換するトランスデューサである．また，種々の呼気ガス分析を行う場合も，特別なトランスデューサによってガス濃度の変化を電気量に変換するものがある．さらに，pH 電極，P_{O_2} 電極，P_{CO_2} 電極を用いて糖や尿酸などを測定するバイオセンサがある．

1）血液ガス分析に用いる電極センサ

特に動脈血の pH，Pa_{O_2}，Pa_{CO_2} 電極あるいは経皮的に酸素飽和度（Sp_{O_2}）を測定するパルスオキシメータなどがある．

(1) pH 電極

水素イオン濃度（pH）の異なる 2 つの溶液が，きわめて薄いガラス膜を隔てて存在するとき，ガラス膜の内側と外側間に pH の差に比例した電位差（電圧）が生ずることが知られている．したがって，一方を既知の pH 値をもつ緩衝液を満たした比較電極の発生する基準電位（飽和 KCl カロメル電極では 25℃で 0.241 V）とすれば，測定した溶液の pH が電圧として検出できる．なお，pH 測定用ガラス電極内の電極には **Ag-AgCl 電極** または前述した**カロメル電極**が使用される．図 5-39 に pH 電極の構造を示す．感度は，理想的な**ガラス電極**の pH 1 単位あたりの起電力は 25℃で 59 mV（または 60 mV）といわれており，もし測定系で 6 mV の誤差があるとすれば，pH 値は±0.1 の誤差が生じることになる．現在は 0.001 の精度の pH メータが実用化されている．ガラス電極を使用しているため，増幅器からみた信号源抵抗は数十 MΩ と高いので，当然，電圧増幅器はそれよりも十分に高い入力インピーダンスと電極側に漏れ出る電流の極力小さい増幅器が必要である．本測定法は，ガラス膜の内側と外側間に発生する電位差（電圧）を測定する方法であるため，**ポテ**

水素イオン濃度 (pH)
血漿中の水素イオン [H^+] 濃度は 0.00004 mEq/L であるが，この数値を使用するのは煩雑であるため，[H^+] 濃度の逆数の対数で表した pH が使用される．すなわち pH = log (1/[H^+]) = −log[H^+] で定義している．[H^+] 濃度 0.00004 mEq/L は pH=7.4 と簡単な数値で表現できる．

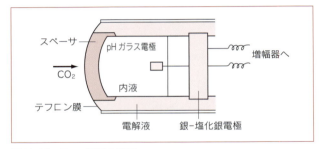

図 5-40　Pco₂ 電極の構造

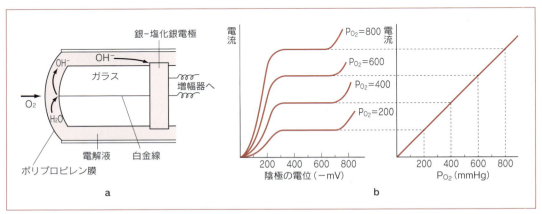

図 5-41　Po₂ 電極の構造（a）と陰極電圧-電流に対する Po₂ 値の関係（b）

ンショメトリック法ともいう．

(2) Pco₂ 電極

pHガラス電極の前面に CO₂ ガスを透過する**テフロン膜**を貼り，血中の CO₂ ガスが膜を透過し，**図 5-40** に示すようにテフロン膜とガラス膜の間にあるスペーサとよばれる重曹水に浸されているナイロンメッシュに取り込まれるとスペーサの pH が変化するため，Pco₂（二酸化炭素分圧）に応じた電圧が発生する．実際の電圧出力は，$\log P_{CO_2}$ にほぼ比例するので線形出力ではない．これも**ポテンショメトリック法**であり，開発者の名をとり**セバリングハウス型電極**ともいう．

(3) Po₂ 電極

Po₂（酸素分圧）の測定には，**図 5-41 a** のように，電解液の中の陰極に白金線，陽極に Ag-AgCl 電極を用いて，この間に 0.5〜0.8 V（通常 0.6 V）の電圧をかけると，白金線の陰極側では電解液中の溶存酸素に対して，

$$O_2 + 2H_2O + 4e = 4OH^-$$

の反応が生じ，白金線の陰極で消費された酸素，すなわち Po₂ に比例した還元電流が流れる．本法を**ポーラログラフ法**という．**図 5-41 b** は，白金線陰極

> ポテンショメトリック法：potensiometric method，電位差測定法．

> セバリングハウス型電極：Severinghouse type 電極．

部分での印加した電圧と流れる電流の関係を示したものである．-0.6 V付近では，ほぼPo_2に比例した電流が流れることがわかる．電流は電極面積が大きければ増加するが，応答時間も増加するため，通常は応答時間を短くするため20 µm程度の径の白金線の先端部分を電極として用いる．Po_2の変化に対して電流を検出する方法なので，**アンペロメトリック法**という．開発者のClarkの名をとり，**クラーク電極**ともいう．

なお，Pco_2，Po_2電極に皮膚表面を40～43℃に加温する加温機構を付加することで，採血することなしに皮膚表面に接着した電極でPco_2やPo_2を測定する新生児用の**経皮的血液ガス分圧測定電極**もある．また最近では，新生児から成人の広い年齢層で経皮的にPco_2とSo_2を同時にモニタできる電極も開発され市販されている．

2）成分ガスセンサ

呼吸機能検査などで，機能的残気量や肺内ガス分布，肺拡散能力などを求める場合には，N_2，He，COガスなどの指示ガスの濃度測定が必要である．また，呼気CO_2濃度などを連続測定する場合にもガスセンサは重要である．**表5-2**に，主なガス分析機器の原理と計測ガスを示す．

（1）N_2ガスセンサ

図5-42は**ガス放電型窒素計**の構成を示したものである．呼吸中の混合気体の一部を真空ポンプで両端に100 Vの低圧をかけた放電管に導くと，窒素ガスはその濃度によって波長330～480 µmの紫色のグロー放電（purple glow）を発する．この放電光を，フィルタを介して光電管で検知することに

> アンペロメトリック法：amperometric method，電流測定法．

> **経皮的血液ガス分圧測定電極**
> 加温機構を伴う電極で，加温による血流量の増加と動脈側から皮膚表面への酸素の拡散過程に伴う酸素分圧の低下分を補正している．加温により酸素解離曲線の右方偏移による酸素分圧の上昇で補正し，経皮的に動脈血酸素分圧を測定できる．

> **肺内ガス分布**
> 吸入気が肺内に均等に分布しているか（閉塞性疾患などでは不均等分布している）の検査に，N_2ガスを用いた酸素ガス（O_2）による多呼吸洗い出し法と単一呼吸法によるN_2呼出曲線などがある．

表5-2　種々のガス分析機器の原理と特徴

機器名	原理	測定しうるガス	複数ガスの同時分析	サンプルか，連続か
ショランダー微量ガス分析器	化学的吸収による容量測定	O_2，CO_2	可能	サンプル
ガスクロマトグラフ	成分ガスに分離し，熱伝導セルで測定	各種（キャリアーガスを除く）	可能	サンプル
質量分析計	イオン化して質量の差で分離，測定	各種	可能	連続
N_2メータ	放電の光量を測定	N_2	不可	連続
CO_2メータ	赤外線吸収の程度を測定	CO_2	不可	連続
COメータ	赤外線吸収の程度を測定	CO	不可	連続（反応遅い）
カサロメータ	熱伝導率の変化	各種（ヘリウム測定に利用）	不可	連続（反応遅い）
カタフェロメータ	熱伝導率の変化	各種	不可	連続
O_2，CO_2分析器	グロー放電の応用	O_2，CO_2	——	連続
磁気O_2分析器	磁化率の測定	O_2	不可	連続

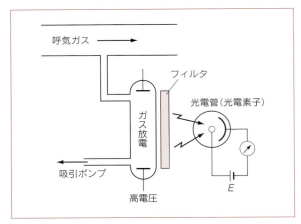

図 5-42 ガス放電型窒素計の構成

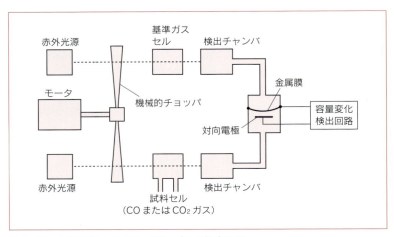

図 5-43 赤外線による CO，CO_2 ガスの検出原理

よって，窒素濃度に比例した電圧を得ることができる．

(2) He ガスセンサ

通常，He ガス濃度を測定するカサロメータまたはカタフェロメータを構成しているガスセンサである．加熱した導体（電線）は気体によって冷却される．He ガスが流れて電線を冷却すると抵抗値が変化する．通常，4 本線でブリッジ回路を組み電流で加熱し，相対する 2 本の線が気体で冷却され，他の 2 本を冷却しないで封じてあると，冷却ガスの濃度によってブリッジ回路に電圧出力が得られる．スパイロメータでは測定できない機能的残気量の測定に用いる．

(3) CO，CO_2 ガスセンサ

CO，CO_2 ガスが赤外線領域で吸収帯をもっていることを利用したセンサである．

検出原理の一例を図 5-43 に示す．1 対のランプから発した 2 本の赤外線

  肺拡散能力

肺胞から肺毛細血管への酸素ガスの移動は拡散によって行われている．その拡散能力を測定する検査に，ヘモグロビンに対する親和性が O_2 の 210 倍であり，かつ無害である低濃度（0.3% 程度）の CO ガスを用いる方法がある．

  機能的残気量の測定

スパイロメータでは残気量の測定ができないため，不活性ガスで，かつ肺内で吸収されない He ガスを指示ガスとした方法（閉鎖回路法）を用いて機能的残気量を測定する．機能的残気量から，スパイロメータで測定した予備呼気量を減算して残気量を測定する．

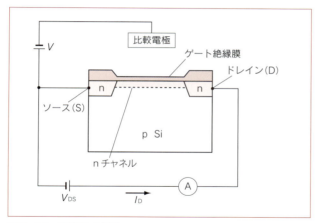

図 5-44 ISFET の構造

を，20〜30 Hz で機械的チョッパによって断続する．断続された同じ強さの 2 本の赤外線の一方は，そのまま金属膜で仕切ったチャンバ検出部の 1 つに入りチャンバが加熱される．他方の赤外線はサンプルガスセルを通過し，CO または CO_2 ガスによって吸収されるため，他方のチャンバ検出部に入る赤外線は弱められる．この結果，他方のチャンバの温度は低下するため，境界を仕切っている金属膜が温度低下のチャンバ方向に移動する．この移動の変化を平衡板コンデンサの片方にすると，容量変化として検出することができる．また，金属膜の移動の変化を他の歪センサで検出することも可能である．CO_2 ガスセンサは，麻酔管理や呼吸管理中の患者の安全確保のために使用する**呼気二酸化炭素モニタ（カプノメータ）**に使用されている．

呼気二酸化炭素モニタ（カプノメータ）：capnometer

3）化学センサとバイオセンサ

ガラス電極によって pH をポテンショメトリックに測定できるが，このほかに特殊なガラス電極によって Na，K，Cl イオンなども電極法で測定されている．さらに図 5-44 に示すように，**電界効果トランジスタ（FET）**のゲート電極部分を直接血液に接する構造にした半導体を用いた**イオン電極 FET（ISFET；ion sensitive FET）**による pH 電極（以下，pH センサ）が開発されている．MOS 形 FET のゲート絶縁膜が血液に接すると，血液中のイオン濃度に伴って発生する界面電位が変化する．比較電極の電位を一定にしておくと，界面電位の変化に伴ってソース（S）-ドレイン（D）電流が変化する．ISFET のゲート絶縁膜を種々の感応膜と一体化することで種々のイオンセンサがつくられる．ISFET はガラス電極と異なり半導体であるため，超小型イオンセンサをつくることができる．

また，前述のように，Na，K，Ca，Cl イオンおよび O_2，CO_2 ガスなどもすべて電極法によって測定できるようになってきているが，さらに O_2，CO_2 あるいは H_2O_2 などのガスセンサ（これらを総称して**電気化学センサ**という）

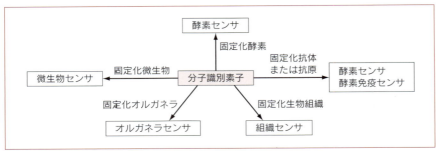

図5-45 種々の生体機能膜よりなるバイオセンサの種類

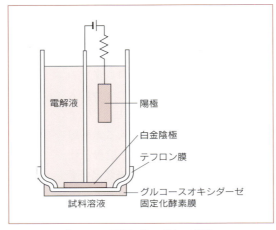

図5-46 グルコース電極（センサ）の構造

に酵素，微生物，抗体・抗原などを固定化し，それを生体機能性膜として一体化することで，**グルコース，尿素，乳酸，アミノ酸**などの種々の電極センサ（**バイオセンサ**）が開発されている（**図5-45**）．以下，**酵素センサ**の例を示す．

グルコースセンサでは，グルコースオキシダーゼを**固定化酵素**として使用し，O_2を消費してグルコノラクトンとH_2O_2を生成するので，消費するO_2をO_2電極で，あるいは生成されるH_2O_2をH_2O_2電極で測定すればグルコースが定量できる．**図5-46**にグルコースセンサを示す．

$$\text{グルコース} + O_2 \xrightarrow{\text{グルコースオキシダーゼ}} \text{グルコノラクトン} + H_2O_2$$

また，尿素電極は，ウレアーゼをCO_2電極に固定化し，以下の反応で生成されるCO_2を測定することで尿素の定量ができる．

$$\text{尿素 } CO(NH_2)_2 + H_2O \xrightarrow{\text{ウレアーゼ}} 2NH_3 + CO_2$$

もちろん，NH_3をNH_3電極で検出することもできる．

従来の光電比色法などでは，特定物質の特定反応を触媒する蛋白質である酵素（価格が高い）は一度使用すると捨てていたが，触媒作用のみに使用する酵

> **固定化酵素**
>
> 化学反応の触媒として使用される酵素は，旧来は一度使用すると捨てていたが，水溶性の酵素を高分子に固定し，また不溶性の担体に適当な方法で固定化する（電極などに固定化する）ことによって，何回も使用できる種々の固定化酵素電極をつくることができる．

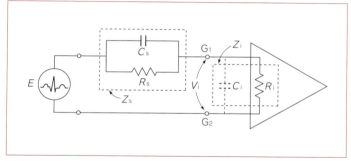

図 5-47 信号源インピーダンス（Z_s）と増幅器インピーダンス（Z_i）の信号電圧（E）に及ぼす影響
V_i：入力端子間に入力される信号電圧，C_i：増幅器入力回路に存在する浮遊容量，R_s：皮膚の抵抗，C_s：皮膚電極間の容量，R_i：増幅器の入力抵抗．

素を電極に固定化することで何度も使用できるメリットは非常に大きい．

III 増幅器とのマッチング（インピーダンスマッチング：整合性）

生体情報が電気信号であれば，電極によって検出した信号電圧あるいはトランスデューサによる信号電流は電圧または電流増幅される．信号電圧を増幅するためには，電圧増幅素子を用いた増幅器を使用する．

1 電圧増幅器への結合条件（整合性）

図 5-47 は，生体電気信号源の電圧を E，増幅器側から生体の信号源側をみた場合の信号源インピーダンスを Z_s，増幅器の入力インピーダンスを Z_i とした場合の増幅器入力回路部分の等価回路を示したものである．Z_s は前述したように，電極と皮膚との接触抵抗 R_s と容量成分 C_s の並列回路から成り立っている．また，Z_i は増幅器入力抵抗 R_i とその浮遊容量 C_i の並列回路からなる入力インピーダンスである．増幅器の入力端子間（G_1-G_2）の入力電圧 V_i は，

$$V_i = E \cdot Z_i / (Z_i + Z_s) = E / \{1 + (Z_s / Z_i)\}$$

であり，$V_i \simeq E$ となるためには，$Z_s \ll Z_i$ であることが必要である．

したがって，電圧増幅では，電極接触インピーダンス（抵抗）を含めた信号源側の信号源インピーダンスより十分に大きな入力インピーダンスをもった増幅器を使うことが必要である．実際には，Z_i は JIS などによって定められているため，結局実際の検査では $Z_s \ll Z_i$ になるように，皮膚をアルコール綿などで十分に清拭して**信号源インピーダンス**（多くは電極接触抵抗）を極力小さくすることが必要である．いま仮に $Z_s = Z_i$ とすると，信号源の生体電位が E であっても実際に増幅器の G_1-G_2 入力間では $V = E \cdot Z_i / (Z_s + Z_i) = E \cdot 1/2$ となり，半分に減少した入力信号電圧となる．

信号源インピーダンス
増幅器側から生体をみた場合の生体側の信号源インピーダンスは，その大部分は皮膚の角質層と電極との間の電極接触抵抗である．電極接触抵抗は，通常の生体計測では高くても 30kΩ 以下にする必要がある．脳死の判定での脳波検査では 2kΩ 以下が必要である．

アルコール綿での清拭
皮膚の角質層の汚れを清拭して電極接触抵抗を下げるために，多くの施設では酒精綿が使われている．しかし，アルコール過敏症の患者や皮膚の弱い新生児への使用には注意が必要である．

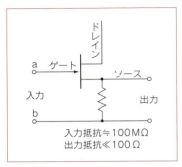

図 5-48 FET を用いたインピーダンス変換装置（ソースフォロア出力回路）

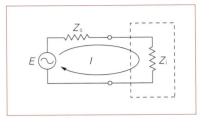

図 5-49 インピーダンスマッチング
負荷インピーダンスで消費される電力 P は $P = I \times Z_i^2$ となる．$Z_s = Z_i$ のときに Z_i に最大の電力を供給することができる．

電極接触インピーダンスは通常 10 kΩ 以下にすることが望ましいが，時に 50 kΩ や 100 kΩ 以上になることがある．さらに，細胞内電位を微小針電極で検出するような場合には，針電極先端と組織間のインピーダンスは 1 ～数十 MΩ 以上になることがある．このような場合には，増幅器の入力インピーダンスが高くても信号電圧を正確に増幅器入力部に導くことはできない．その対策として，図 5-48 に示すように，低雑音で入力抵抗が非常に高い 10^8 Ω 以上でかつ**電圧増幅素子**である J-FET（接合型電解効果トランジスタ）を用いてインピーダンス変換を行っている．すなわち，J-FET で構成された**ソースフォロア出力型**の増幅器は増幅度はほぼ 1 倍で電圧増幅機能がないが，その出力抵抗は 1 kΩ 以下にすることができる．通常これを**バッファ増幅器**という．最近の医用生体電気現象用差動増幅器の入力端子には，いきなり電極リード線を接続するのではなく，電極ごとにこのバッファ増幅器を介して差動増幅器側から生体電気信号源をみた場合のみかけの信号源抵抗を 1 kΩ 以下とする方法が用いられている．こうすることで，信号の電圧歪みを少なくするばかりではなく，外部雑音対策にも役立っている．

2　電力増幅器への結合条件（整合性）

一方，生体情報が物理・化学現象である場合には，変換器の出力構造にもよるが，図 5-49 のように，一般に変換器による起電力 E をもつ電気回路に接続した負荷インピーダンス（抵抗）に最大の電力を供給するためには，起電力 E のもつ内部インピーダンス Z_s（または変換器の出力を増幅した場合の出力インピーダンス Z_s）と負荷インピーダンス Z_i の間には $Z_i = Z_s$ の関係が必要である．このように，変換器からの電力エネルギーの損失をできるだけ少なくし，負荷インピーダンスに最大の電力を供給する条件を**整合性（インピーダンスマッチング）**をとるという．

特に，信号を電力増幅してスピーカなどへ接続する場合やテレメータ送信時などでは重要である．

また，前述した生体電気現象などの信号が微小な電圧源で信号源インピーダ

微小針電極
微小電極には細胞内電極や細胞外電極があるが，細胞内電極用は毛細管ガラス電極やタングステン電極が使用され，電極先端直径も 0.5 ～ 1 μm と細い．細胞外電極は数十 μm ～ 0.1 mm 程度で，臨床検査で使用する単一筋線維筋電図用の微小針電極先端は 20 ～ 25 μm 程度である．

$Z_i = Z_s$ の関係が必要
Z_i に供給する電力 P は $P = E^2 Z_i/(Z_s + Z_i)^2$ で示される．この式より，P が最大になる条件として P を Z_i で微分して $\delta P/\delta Z_i = 0$ になるための条件を求めればよい．したがって，$\delta P/\delta Z_i = E^2(Z_s - Z_i)/(Z_s + Z_i)^3 = 0$ より，$Z_s = Z_i$ のとき 0 になる．

インピーダンスマッチング
impedance matching．インピーダンス整合ともいう．インピーダンスマッチングは，電気回路ばかりではなく音響の分野でも使用する．超音波の探触子と皮膚との間に生体の音響インピーダンスとほぼ等しい専用ゼリーを入れるのも，整合性をとるために必要である．

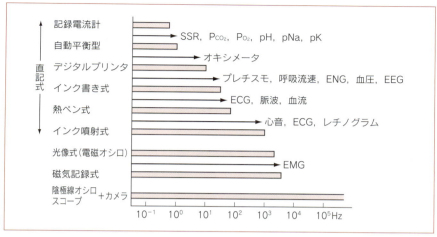

図 5-50 生体現象の上限周波数帯域と記録器
SSR：sympathetic skin response, EEG：electroencephalogram, ENG：electronystagmogram, ECG：electrocardiogram, EMG：electromyogram.

ンス Z_s が高い場合の電圧増幅器では，$Z_s \ll Z_i$ のとき，Z_i 両端の電圧は最大となる．これも電圧増幅のための整合性の条件といえる．

Ⅳ 記録器・表示器の原理と特性

1 生体信号記録の周波数応答と記録装置の構成

1）生体信号記録の周波数応答

図 5-50 に，種々の生体信号のもつ必要な上限周波数成分と，対応できる記録器の種類を示す．たとえば，pH や体温などの変化は周波数応答が遅いメータでも観察できるが，心電図や脳波は応答速度の遅いメータの針の動きでは観察することが難しい．さらに，筋電図では臨床的に必要な高域の周波数成分は 10 kHz（10,000 Hz）と高いため，心電図や脳波を直接記録できる（**直記録**できるという）直記式ペン書き**記録器**では，10 kHz までは記録ができない．

最近では，このような高い周波数成分をもったアナログ信号でも A/D 変換し，デジタル信号データとして，一度メモリに格納し，後でゆっくりと読み出す方法により A4 などの記録用紙にプリントアウトすることができる．しかし，臨床検査では現在でも生体現象の**直記録**が必要な場合がある．

2）生体信号記録装置（生体信号検査装置）の構成

図 5-51 のように，電極やトランスデューサ（変換器）を介した電気信号は増幅され，アナログ信号のまま，それぞれの生体信号のもつ最高周波数成分を直記録できる記録器に接続されている．生体信号検査装置は，従来のアナログ信号のみを扱う場合には基本的にはこの構成でよいが，前述したように，

> **電流計の遅い応答速度**
> 現在のように増幅器のない時代に，アイントーベン（Einthoven）が初めて弦線電流計を用いた心電図記録に成功した．彼は，強力な磁石のなかに吊るされた石英の線を金や銀でメッキして，ほんのわずかな弦線の動きを光学的に拡大して周波数応答を 200 Hz までにして記録した．

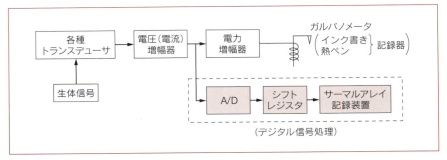

図 5-51 生体信号記録装置の構成

A/D 変換後のコンピュータによるデジタル信号処理を介した記録のほとんどは後述するサーマルアレイ記録装置が使われている（図 5-51 点線部分）．

2　記録器の原理とその適用
1）電流計や電圧計の応用

　生体の pH や体温など，変化の遅い（周波数が低く直流に近い）信号の場合には，pH メータや温度計などが使用される．pH センサのガラス電極やサーミスタによる抵抗変化を電圧として検出する場合に，電圧に比例した電流変化としても検出することができる．

　電流変化をメータの指針の動きの変化として示す測定器が電流計や電圧計である．これらの測定器の基本となるのが可動コイル型ガルバノメータである（図 5-52）．この可動コイルの軸に指針をつければ，図のような可動コイル型メータになる（図 5-52 a）．**pH 計**や**温度計**のメータに応用されている．

　今日では，pH 電極や温度センサの出力電圧を A/D 変換した後にデジタル処理（積分回路の積分時間をクロックパルスの数をカウンタするなどの処理）をし，デジタル電圧計の電圧目盛りの代わりに pH や温度を数値として液晶画面に表示している（たとえば電子体温計など）．

> **ガルバノメータ**
> galvanometer．カエルの足の筋肉痙攣と電気作用について研究していたイタリアの解剖学者ガルバーニ（Galvani）によって発明された検流計にちなんで名付けられた．

2）直記式記録器
(1) ペン書き記録器

　前述の可動コイル型ガルバノメータの回転軸に取りつけたペン先よりインクがサイホン式に出てくるインク書きペン記録器（図 5-52 b）や，ペン先端に発熱抵抗体を取りつけ，発熱体に電流を流し発熱させ，専用の感熱記録紙を発色させる熱ペン記録器がある．周波数特性は DC～120 Hz 程度である．したがって，血圧波形や脈波および心電図，脳波などの**直記式記録器**として使用されている．

(2) 光像式電磁オシログラフ

　可動コイルの軸に取りつけ吊るされている導線に小さな鏡をつけ，鏡に光源より光を与えて反射させ，導線のわずかな回転に伴う反射光の動きを感光紙に

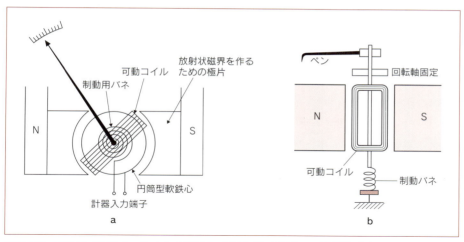

図 5-52　可動コイル型メータ（a）と可動コイル型インク書きペン記録器（b）

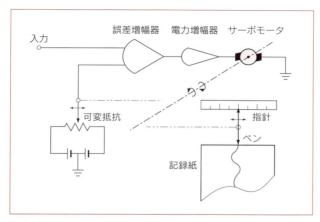

図 5-53　自動平衡型記録器の原理

記録するもので，一昔前までは心音図（20～1,000 Hz）や筋電図（5 Hz～5 kHz または 10 kHz）の高い周波数応答の必要な生体現象用記録器として使用されていた．

(3) 噴射式記録器

可動部の軸にガラス毛細管ノズル（噴射口ノズル径 10 μm 程度）を取りつけて，加圧されたインクを噴射口より記録紙に吹きつける噴射式記録器がある．ペン駆動部がなく慣性も小さいことから，500～1,000 Hz 程度の高域特性をもっている．

(4) 自動平衡型記録器

図 5-53 に示すように，測定信号用電圧をサーボ増幅器の一方に入力し，その電圧を内蔵の標準電圧と比較するために，他方の入力に可変抵抗で分圧した電圧を入力すると同時に，**サーボモータは可変抵抗のブラシと連動しサーボ増幅器の入力電圧差がゼロ**になるまで回転する．したがって，可変抵抗器上の

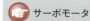 **サーボモータ**

servomotor．入力電圧差がゼロになるように，可変抵抗などの位置を素早く追従させることを目的としたフィードバック制御機構を備えたモータ．種々の検出センサによって，目的とした位置に向けて素早く動作させるロボットなどに組み込まれている．

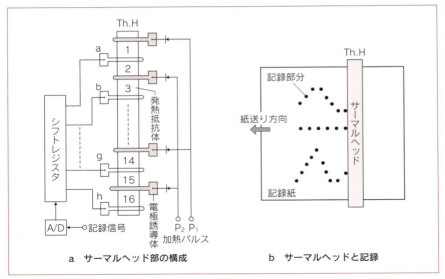

図 5-54 ラインサーマルアレイ記録装置

目盛りが測定電圧となる．サーボモータを機械的に動かすため，周波数特性はせいぜい DC～1 Hz 程度であり，体温，呼気ガス分析曲線，色素希釈曲線，陣痛曲線などの長時間記録に使用されている．

(5) サーマルアレイ記録装置

　サーマルアレイ記録装置は，サーマルヘッド（Th.H）とよばれる発熱抵抗体を一直線上に並べて，加熱したい部位の発熱抵抗体を A/D 変換されたデジタル信号の大きさと加熱部位（a～h）を**シフトレジスタ**で制御しながら加熱する機構をもった記録器である（**図 5-54**）．たとえば，シフトレジスタによって入力信号に応じた電極 a を ON にして P_1 から加熱パルス電流を流すと，1 番の発熱抵抗体が加熱される．同様に，P_2 から加熱パルス電流を流すと 2 番の発熱抵抗体が加熱される（**図 5-54 a**）．このサーマルヘッド（Th.H）に密着させた感熱紙上に発色点（発熱点：1 ドットの記録点）を描出する記録装置である．一直線上に 8～16 ドット/mm の密度で発熱抵抗体が並んでいることから，ラインサーマルアレイ記録装置ともよばれている．振幅が大きく記録されるだけではなく，記録器の周波数特性も DC～10 kHz と高いことから，脳波や心電図ばかりではなく心音図や筋電図の直記録器として，また波形ばかりではなく文字やグラフなども同時に描出できる特徴をもっている（**図 5-54 b**）．

> **シフトレジスタ**
> A/D 変換した一連の 2 進数データの記憶情報を，桁送り信号（シフトパルス）によって，記憶されているデータの桁を左右に 1 つずつシフトすることができるレジスタ（データを一時的に記録しておくメモリの一種）．

3　液晶表示器（液晶ディスプレイ装置）の原理とその適用

　ここでは心電図信号や超音波画像などの種々のモニタ装置の表示器として用いられてきた旧来の陰極線オシロスコープに代わった液晶ディスプレイ装置について記述する．

1) 液晶表示器の原理

液晶の分子を並べた2枚の**配向膜**の間に**液晶物質**を挟んでおくと，液晶分子の配列により画面背後からの**偏向フィルタ**を介して光を当てると光の遮断・透過・屈折が生ずる．この液晶分子の配列を電圧でコントロールしたものが**液晶表示器（液晶ディスプレイ：LCD）**である．また，透過した光にRGBのカラーフィルタをかけ，色を表示できるものが**カラー液晶ディスプレイ**である．液晶画面では，RGBの画素フィルタを一緒にして1画素（1ピクセル）を構成している．この1画素のRGBを一度に発光すると白となり，別々に電圧制御するとカラー表示できる．また，画面上にRGBの色素材や発光素子を組み合わせて光を与え，任意の点（1画素）を発色させる方法もある．

2) 適用

液晶表示器は，旧来のテレビの**ブラウン管**（原理は真空管の一種で，陰極線オシロスコープも真空管である）とは異なり厚みもきわめて薄く（数mm），消費電力も少ない．このため，現在ではパソコンや家庭用テレビをはじめ，**心電図モニタ装置**や**超音波画像表示器**，**MRI画像表示器**，その他種々の検査機器などの表示器として使用されている．

4 医用画像表示の原理と応用

1) 超音波画像

(1) 超音波画像の種類

探触子から発射した超音波パルスは，音響インピーダンスの異なる2つの組織の境目より反射波が戻ってくる．今，**図5-55**のように，水槽の中にあるタマゴ様の楕円体物体に探触子より超音波を発射すると，**Aモード**で表示するような反射波が時間軸上（探触子からの深さ上）に検出される．この反射のなかには雑音や信号が混在しており，**リジェクションレベル**を調整することにより，ある一定の大きさの反射波のみを輝点とし，液晶ディスプレイ上に表示できる（これを**輝度変調**という）．さらに探触子の位置を水槽の深さ方向に少しずつずらしていくと，Aモードの時間軸上の反射波の位置は探触子の移動に伴い輝点の位置も変化していく．

探触子の位置を同じように深さ方向に次々とずらしていくにつれて，輝点はタマゴ様の断層像を得ることができる．液晶ディスプレイ上に輝点による明るさ（brightness）を表すモードを**Bモード**という．したがって，超音波検査のBモード画像と断層像は同義語として考えてよい．

ここで，探触子を水槽の深さ方向に少しずつ動かすことを**走査する**という（この走査は後述する**リニア走査**という）．図の点線の数を**走査線の数**という．実際には手でいちいち動かすのは煩雑であり，速い生体の動きに追従できない部分もあり，現在では小さな探触子をはじめから数多く（60本以上）並べて置き，それを電子的に次々に高速に切り替える走査法（**電子走査**）を用いてい

液晶物質
液体と固体の両方の性質をもつ物質で，その分子配列の状態によりネマチック液晶，コレステリック液晶，スメクチック液晶の3種類に分けられる．

液晶表示器：liquid crystal display：LCD．液晶ディスプレイ．

RGB
赤（red），緑（green），青（blue）の頭文字で，液晶画面での色表現法として使用されている．

ブラウン管
ブラウン管を発明したドイツ人物理学者のカール・フィルデナント・ブラウンに由来する．ブラウン管は真空管の一種で，陰極線管（CRT：cathode ray tube）ともいわれている．

リジェクションレベル
反射波信号の大きさを16段階程度に分割し，輝度変調に必要な信号レベルと不必要な雑音レベルを区別し，輝度変調によって輝点として表示させないようにしたい雑音の除去（リジェクション）レベルをいう．

走査する
電気信号を点状の1本線の集合として画面上に表示することを走査（scan：スキャン）するという．1本線を走査線といい．走査線が多いほど緻密な画面表示が可能である．

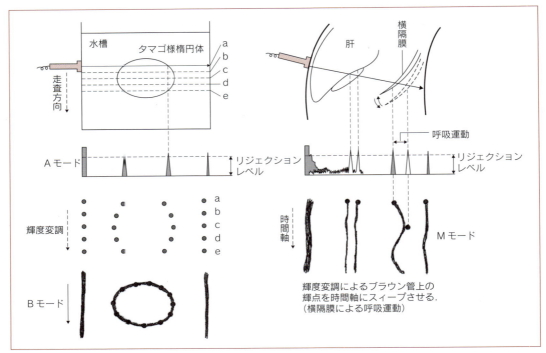

図 5-55　超音波画像の表示法

る．探触子が 60 本あれば走査線も 60 本である．走査線の数が多いほど画像は細かな部分も表示できる．また，輝度変調する反射信号は電圧として検出することができる．

この他，Bモードの走査法には①**リニア走査**（腹部臓器や頸動脈），②**コンベックス走査**（腹部・乳腺や骨盤内臓器），③**セクタ走査**（心臓）などがある．また，血流速などを測定するドプラ法による超音波画像がある．その他，心臓の動き（弁運動など）や横隔膜の呼吸運動などを輝点の動きとして記録する**Mモード**，血流を測定する**ドプラモード**などがある．

(2) 超音波画像表示器

超音波画像を画像表示器（以下テレビ画面）に表示するためには，**図 5-56** の超音波診断装置の基本構成のなかのデジタルスキャンコンバータ（DSC）が大きな役割を果たしている．テレビ画面の走査線の数と超音波画像の走査線の数が異なっているため，超音波画像をテレビ画面で表示するためには，テレビ画面の走査信号と同期をとることが難しい．そこで，超音波装置の走査線を，これと非同期のテレビ画面走査線に変換する変換器が必要である．このための変換器が**デジタルスキャンコンバータ（DSC）**である．

DSC では，Aモードの走査中の反射波（エコー像）の電圧を A/D 変換しフレームメモリに書き込み，また A/D 変換時の量子化には 6〜8 ビットのものが使われる．さらに DSC では，テレビ画面の走査線数より少ない超音波画像の走査線数を補うための走査線間に位置する画素の補間を行い，テレビ画面と

デジタルスキャンコンバータ：digital scan converter, DSC．

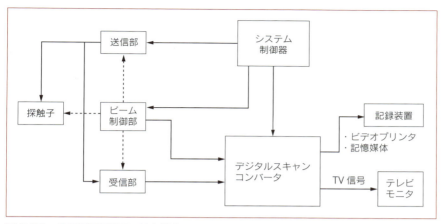

図 5-56　超音波診断装置の基本構成
(篠原出版新社『医用画像工学ハンドブック』より，改変)

同期がとれるようにしている．フレームメモリに書き込んだ情報は，さらにフレーム相関によってノイズ処理なども行われた後，テレビ画面に表示される．

DSC を介してテレビ信号が出力されるため，動画像の記録には**ビデオレコーダ**を接続することができ，また静止画像には価格の安い**ビデオプリンタ**を使用することもできる．

2) 磁気共鳴画像 (MRI) 装置の表示器
(1) MRI の基本原理

生体組織に含まれる水の構成原子である水素原子 [H] の分布をみることができるため，生体の水代謝にかかわる機能画像検査に応用されている．生体を磁石で挟んで磁場強度 B_0 の静磁場の中に置くと，水素の原子核は角周波数 ω_0 で歳差運動する．この時，$\omega_0 = \gamma B_0$ で示される**ラーモアの式**による角速度で運動する (γ は磁気回転比：水素原子で 42.5 MHz/T)．このような静磁場の中の原子核の歳差運動中に，$\omega_0 (2\pi f_0)$ の周波数 f_0 と同じ**ラジオ周波数 (RF) の電波**を外部より与えると，原子核は同じ周波数であるため，共鳴現象を生じて電波エネルギーを吸収する．その後，RF の電波を切ると原子核は歳差運動しながら，吸収した f_0 のエネルギーを放出しながら元の状態に戻っていく (緩和時間)．この緩和時間は，脊髄液，脳実質，脂肪など生体を構成している組織によって異なる．MRI ではこの放出した電波エネルギーを外部に置いた受信コイルで受信する．受信した信号電圧を A/D 変換した後，コンピュータで信号処理をして画面に表示する．

(2) MRI の表示器

しかし，**図 5-57** のように，生体に一様な静磁場 B_0 を与えているため受信した信号は周波数 f_0 の電波エネルギーをもっているので，生体のどこの部位から放出されたエネルギーであるかを知ることができない．

そこで，**図 5-58** のように，生体全体に与える強さ B_0 の静磁場に加えて x

 歳差運動

こまは回転しながら，その回転軸も鉛直線の周りを回転する．このような回転運動を歳差運動という．

 緩和時間

縦緩和時間と横緩和時間とがある．前者は電波エネルギーを吸収して励起した磁化ベクトルが元の縦方向の大きさに戻っていく時間 (その時定数を T1 時間)，後者は横方向の大きさがゼロになるまでの時間 (その時定数を T2 時間) をいう．

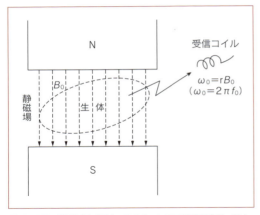

図 5-57 静磁場（B_0）のみによる受信周波数（f_0）

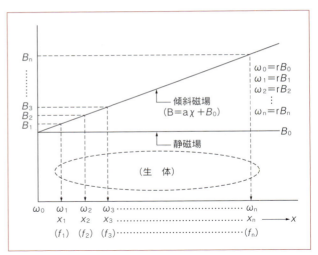

図 5-58 傾斜磁場を加えた場合の x 軸部位の受信周波数（f_1, f_2・・・f_n）

 軸の方向に図のように直線的に増加していく**傾斜磁場**を与えると，x_1 では B_1，x_2 では B_2，・・・x_n では B_n となり，これに伴ってラーモアの式（$\omega_0 = \gamma B_0$）より，x_1 の位置で B_1 すなわち f_1 の周波数成分を，x_2 の位置で f_2 の周波数成分をもった電波信号が検出できる．MRI 装置では，この傾斜磁場のコイルが静磁場内に x，y，z 軸方向に組み込まれている．たとえば，x 軸方向に傾斜磁場を与えておき，放出した電波エネルギーを検出しその信号について**周波数分析**を行うと，f_1, f_2・・・f_n の周波数成分が検出された場合には，それは x_1，x_2・・・x_n から放出されたエネルギーであることが特定できる．x 軸上をたとえば 500 個に分割すると，x_{500} までの位置情報が得られる．図の傾斜磁場を y 軸上でかければ，y 軸上をたとえば 500 個に分割すると y_{500} までの**位置情報**が得られる．

　MRI 装置では，この傾斜磁場の向きの切り替え時に大きな音が発生するため，被検者に恐怖心を与えない配慮から，耳にヘッドホーンを装着して検査が行われる．

　x，y 軸上の位置情報が分かると，x，y 二次元の画面上の任意の画素（ピクセル）情報はコンピュータを用いたデジタル処理によって求めることができ，結果として 500×500 のマトリックス上の任意の位置に放出エネルギーの強度を輝度変化として描出することができる．また，x，y，z 軸方向の 3 対の傾斜磁場を用いて得られた検出データは A/D 変換しデジタル化し，メモリに格納することで，あらゆる断面像を高速度コンピュータで計算し画像化できる．

　図 5-59 に MRI 装置の概念図を示す．MRI 装置本体は静磁場の発生用として**超電導磁石**が用いられ，RF 電波の送受信コイルおよび傾斜磁場より構成されている．受信コイルで検出した MR 信号は A/D 変換され，データは制御演

 画像化
MRI には基本的にはプロトン（H 原子）密度画像，T1 強調画像，T2 強調画像などがある．

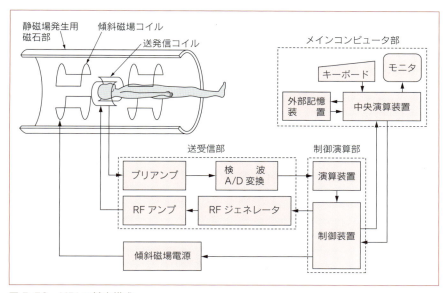

図 5-59　MRI の基本構成
（コロナ社「新 ME 機器ハンドブック」より）

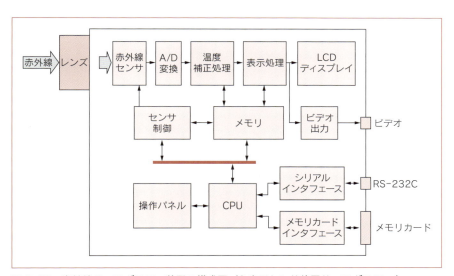

図 5-60　赤外線サーモグラフィ装置の構成図（2 次元センサ使用サーモグラフィ）
（コロナ社「新 ME 機器ハンドブック」より）

算部や中央演算処理部で前述の処理がなされ，**LCD（液晶）でディスプレイやテレビモニタ**に表示される．

3）サーモグラフィ装置の表示器
（1）サーモグラフの基本原理
　皮膚表面より放射される波長（10 μm）付近の遠赤外線エネルギー W を**赤外線センサ**で検出し，皮膚表面を黒体とみなした**ステファン・ボルツマンの法**

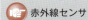 赤外線センサ

熱放射トランスデューサの項参照（p. 120）．冷却の不要な熱検知型（サーミスタやサーモパイルなど）と，冷却が必要な光量子型（HgCdTe など）がある．

則による $W=\sigma T^4$（σ：ステファン・ボルツマン定数，T：絶対温度）の式より皮膚温を測定する．従来は，**光量子型センサ単素子**の検出器を用いてミラー走査し，時間は遅いが画像表示し皮膚の温度分布図を描いていた．

(2) サーモグラフの表示器

　ミラー走査などを行い画像表示するためには，超音波画像同様に走査線数の変換が必要なものもあり，前述したようにスキャンコンバータを用いて画像表示する．最近では，**図**5-60 のような二次元センサを用い出力信号を A/D 変換し温度補正処理後．データを画像メモリに記憶し，MRI 同様にメモリからの読み出し，書き込みなどをしながら **LED ディスプレイ**や **NTSC** などのビデオの**フレームレート**で読み出して，**テレビモニタ**などに熱画像を表示している．

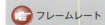

フレームレート
動画などで1秒間に使用される静止画像の数（枚数）．単位は [fps] で表し，たとえば 60fps は 60 枚/秒である．

第6章 電気的安全対策

　医療機器の安全対策として，特に検査を対象とする計測用検査機器は，性能の劣化した機器により計測データの信頼性が低下するようであっては患者の安全は保てない．その意味で，個々の計測用検査機器（たとえば心電計，超音波診断装置など）それぞれの性能を維持するための性能点検が日頃から必要となる．しかし，これらの検査機器は患者に直接的，間接的に接続するものが多く，しかもほとんどの医療機器は電灯線から電力が供給されている医療用電気機器である．このような医用電気機器（以下，ME機器）やその電気設備などの電気的安全性に対する知識や保守・点検が不十分であると，患者が思わぬ電撃事故にあう危険性がある．

　電撃を防止するためには，電撃に対する生体反応や，生体に使用するME機器や設備の安全基準および基準に見合った測定法などについて知る必要がある．

I 電撃に対する人体反応

1 安全限界エネルギー

　医療では，電気（電磁波），熱，音波（超音波），放射線などの物理的エネルギーを積極的に使用し，治療や生体計測を行っている．治療には，治療効果を期待するために大きなエネルギーが使用される．しかしその反面，大きなエネルギーを使うことで副作用としての危険も大きくなる．一方，診断を目的として使用する電気，超音波などの物理的エネルギーは治療効果は期待しなくてもよいが，副作用があってはならない．図6-1に，物理的エネルギーによる**主作用（治療効果）**と**副作用**の関係を示す．横軸のエネルギーの強さが100 mW/cm² をこえると，多くの物理的エネルギーでは何らかの副作用が生じるといわれている．診断を目的としたX線検査や超音波検査などの多くの検査機器から発する物理的エネルギーは，100 mW/cm² 以下でなくてはならない．しかし，これらの診断機器（検査機器）によるエネルギーの大きさ P は，物理的エネルギーの種類および対象臓器によって若干異なる．10倍の安全係数を考慮して，10 mW/cm² 以下を目安にしているメーカが多い．

　これらのエネルギーに対する安全限界を決める場合には，健常者ではなく患者を対象として定めることが重要である．たとえば，**経皮的血液ガス分析**などでは生体に熱を加えるため，末梢の血液循環の悪い患者や浮腫のある患者では

 10mW/cm² 以下

超音波診断装置の場合，JISおよび学会基準などでは720mW/cm² をこえないとしている（末梢血管：720mW/cm²，心臓：430mW/cm²，胎児：94mW/cm²，眼科：17mW/cm²）．JISは製造メーカの最低基準を定めていることを考えると，やはり 10mW/cm² 以下を目標にすべきと考える．

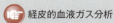 **経皮的血液ガス分析**

経皮的血液ガス分析では，皮膚を43～44℃に加温するため，低温火傷の防止のために，2～3時間を目安に測定位置を変える必要がある．また，パルスオキシメータについても，赤色光および赤外光の長時間の装着の際には低温火傷に注意が必要である．

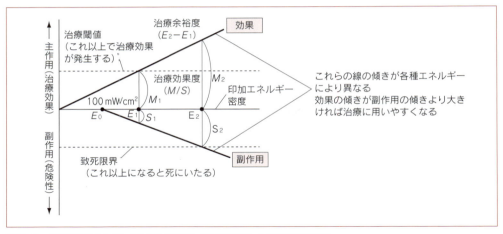

図 6-1　物理的エネルギーによる主作用（治療効果）と副作用の関係

熱がこもりやすく，低温火傷の可能性がある．また，必要以上のエネルギーが生体に加わっても，意識のない患者や拘束されているなどの理由で，危険を感じず逃げることもできない状況下におかれている場合などがある．したがって，検査や治療目的で必要な物理的エネルギーは必要最小限に設定されている．エネルギーの大きさは，エネルギーの強さと生体に作用している時間によって定まる．しかし，エネルギーの大きさは規定されても，使用時間については，多くの場合，検者や治療スタッフにまかされている．検査を目的とした検査機器を扱う検査技師は，この点を十分に認識しておくことが必要である．

2　マクロショックとミクロショック

電気エネルギーに対する生体の電撃反応は，エネルギーの大きさばかりではなく接触部位（組織も含む）や流れる時間，接触面積および電流波形などによって異なる．多くの検査機器には**商用交流（50 Hz または 60 Hz）電源**が使用されている．そのため，検査によっては商用交流電流が皮膚を介して流れる場合や，直接内臓組織（たとえば心臓や血管および内臓器官）に流れる場合がある．具体的には，皮膚表面から入って皮膚表面から出ていく経路で生ずる**マクロショック**と，手術室やCCUなどのように直接心臓の中にカテーテルや電極を挿入して検査を行う環境下（ミクロショックの環境下という）での心電図検査や，治療を行う際にME機器からの漏れ電流が直接心臓などに流れて生ずる**ミクロショック**とがある．表 6-1 に，マクロショックとミクロショックの電撃反応を示す．

マクロショックには，手のひらの面積に 1 mA の商用交流電流を 1 秒間通電した場合にビリビリ感ずる**最小感知電流**や，10 mA 以上で自分の意思で逃げることができない**離脱限界電流**，さらに 100 mA で皮膚表面ばかりではなく心臓まで電流が流れ込む結果心室細動が生ずる**心室細動電流**がある．

ミクロショックには，ミクロショックの環境下で使用するME機器（心電

　長時間の使用
物理的エネルギーは，ワット（W）×秒（s）＝ジュール（J）で示されるので，パワー（W）が小さくても，長時間の使用はジュール熱を増加させる原因となる．

　カテーテルなどによる**心電図検査**
心臓の不整脈，特に刺激伝導系の異常を知るために，カテーテル電極によるHis束心電図検査が行われている．

最小感知電流
男性の場合はほぼ 1 mA で最小感知電流となるが，皮膚の角質層の薄い女性では 0.7 mA，小児・乳幼児では 0.5 mA 程度といわれている．

表 6-1　人体に商用交流（50 または 60 Hz）の電流を 1 秒間通電した場合の電撃反応

電撃の種類	電流値（mA）	人体の電撃反応
マクロショック	1	ビリビリ感じ始める（最小感知電流）
	10	自分で手を離せなくなる（離脱限界電流）
	100	皮膚表面から心臓に流れて心室細動が発生する
ミクロショック	0.1	直接心臓に流れて心室細動が発生する

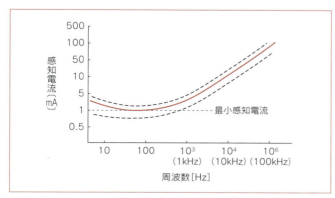

図 6-2　ヒトの感知電流と周波数の関係
点線の幅はヒトの年齢・性別による感知の幅を示す．

計や電気血圧計や種々の治療機器など）からのわずかな漏れ電流（最小感知電流 1 mA の 1/10 の 0.1 mA（100 μA））で心室細動を誘発するミクロショック心室細動電流がある．

Ⅱ　電撃の周波数特性

1　最小感知電流と周波数特性

　表 6-1 に示したように，商用交流（50 または 60 Hz）電流でビリビリ感ずる最小感知電流は 1 mA 程度であるが，人体の感知電流は図 6-2 に示すように**周波数依存性**があることが知られている．すなわち，約 1 kHz 付近までは感知電流は 1 mA 程度であるが，周波数が 1 kHz をこえると感知電流は増加し，ほぼ比例的に**感知電流閾値**が上がってくる．たとえば，10 kHz の電流では感知電流は約 10 mA となる．しかし，直流付近の低周波数では逆に感知電流閾値は上昇することも知られている．したがって，ME 機器で使用する商用交流電源からの漏れ電流は 50 または 60 Hz であるので，電撃に対する備えは十分に行わなければならない．さらに，直流に関しては，電撃に対する対策よりも，電極を通して流れる電流により皮膚組織との界面で生ずる化学的な電気分解が皮膚組織損傷の原因になることを念頭におくことも必要である．

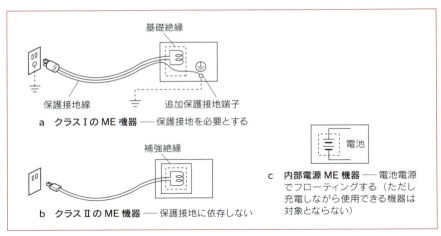

図 6-3 医用電気機器のクラス別分類の構造

表 6-2 ME 機器のクラス別分類と保護手段

クラス別	保護手段	追加保護手段	備考
クラス I の ME 機器	基礎絶縁	保護接地	保護接地設備が必要．接地形2極コンセント（3Pコンセント）
クラス II の ME 機器	基礎絶縁	補強絶縁	使用上の設備による制限なし
内部電源 ME 機器	基礎絶縁	内部電源	外部電源に接続するときはクラス I またはクラス II 機器として働くこと

III 医用電気機器の安全基準

1 クラス別分類と保護手段

　ME 機器の電源部などからの漏れ電流を少なくして，患者や操作者に対する電撃を防止するためには，**図 6-3 a** の点線で示すような ME 機器の**基礎絶縁**がしっかりと保たれていることが必要である．また，この基礎絶縁が破壊されても電気的安全を保てるように，さらに追加された**追加保護手段**が設けられている．ME 機器ではこのように二重の安全対策がされている．**表 6-2** に，基礎絶縁に加えて追加保護手段の種類によって分類された ME 機器のクラス別分類を示す．

　クラス I の ME 機器は，追加保護手段として保護接地（線）をもっているもの（基礎絶縁が破壊されて漏れ電流が流れ出しても**保護接地線**を介して漏れ電流を接地端子の方に流す働きをする），すなわち **3 P 電源プラグ**をもっている機器である．これには電源設備として **3 P コンセント**が必要である．

　クラス II の ME 機器は，追加保護手段として，基礎絶縁が破壊されても漏れ電流が外に漏れ出ないように二重に絶縁が補強されている補強絶縁が施されている機器である（**図 6-3 b**）．したがって，クラス II の ME 機器はあえて 3 P コンセントを必要とする電源設備は必要とせず，どんな電源設備でも使用

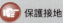 基礎絶縁
「感電に対する基本的な保護を行う絶縁」と定義しているが，基礎絶縁となる空隙（最小空間距離）は 2mm であることが必要である．

保護接地
接地には，電撃を防止するための保護接地と，心電図や脳波検査で商用交流雑音の混入を少なくする目的で交流電圧の対地電位を極端に低くするために生体を接地する機能接地とがある．しかし，生体を接地することは電撃の起こる可能性が大きいことから，相反する接地であることを知る必要がある．

表 6-3 形別装着部をもつ機器の許容漏れ電流値と適用範囲

形別分類	患者漏れ電流（正常状態）*	外部からの流入	適用範囲
B 形	100 μA ⎫ マクロショック対策	保護なし	体表にのみ適用する
BF 形	100 μA ⎬	フローティング	体表にのみ適用する
CF 形	10 μA ミクロショック対策	フローティング	直接心臓に適用できる

＊故障時は，この5倍量まで許容される．

できる．

内部電源 ME 機器は，追加保護手段として**電池を電源**とする内部電源を使用する機器である．ただし，通常の外部電源に接続し充電しながら使用する場合はクラス I またはクラス II の ME 機器として働く．

2 装着部の形別分類と漏れ電流許容値

ME 機器の装着部を体表あるいは直接心臓に適用するものであるかによって，使用する機器の漏れ電流の許容値が異なる．したがって，同じ心電計でも，使用目的あるいは使用環境によってそれに見合った形別装着部をもった機器を使用しなければならない．**表 6-3** に形別装着部をもつ機器分類を示す．

B 形装着部をもった機器では，**接地線の断線（開路）**などの**単一故障**がない正常状態で患者側に流れる交流漏れ電流の許容値は 100 μA 以下である（**表 6-4** 参照）．したがって，このような機器は電極などを体表面に接着して使用する機器に限られている．なお，<u>B は身体（body）</u>に適用することを意味している．

BF 形装着部をもった機器は，B 形装着部機器と同様に，身体，特に体表面に電極やマイクロホンあるいは超音波探触子（プローブ）などを装着して使用する機器である．これに加えて身体に接続された他の機器の故障などによって外部から身体の装着部を介して流入する電流を阻止する**フローティング回路**をもっている機器で，漏れ電流に対する安全性をより高めている．<u>F は floating（フローティング）</u>の意味である． のマークで示される（**表 6-6** 参照）．

CF 形装着部をもった機器も身体を対象とした機器であるが，特に心臓を直接対象とした機器，たとえば **His 束心電計**，カテーテルを用いた電気血圧計などがそれである．このように，直接心臓を対象とした機器を使用する環境下（たとえば CCU，手術室など）で使用するすべての ME 機器は，CF 形装着部をもった機器でなければならない．CF 形の <u>C は cardiac（心臓の）</u>を，F は先のフローティング回路を表しており，さらに機器からの漏れ電流（特に商用交流など）を厳しく制限したものである．♥のマークで示される（**表 6-6** 参照）．

表 6-3 に示す患者の漏れ電流（正常状態）の許容値は，B 形および BF 形装着部をもつ機器は体表に関する最小感知電流 1 mA に対して**10 倍の安全係数**を考え，1/10 の 100 μA となっている．また，CF 形装着部をもつ心臓を対象とした機器も，ミクロショックである心室細動を引き起こす電流値が

形別分類
漏れ電流の程度による分類では，JIS では機器 type を「型」ではなく「形」を用いることになっている．JIS では「機器又は付属品のある特定の形式を識別するために使用する」と定義されている．

フローティング回路
患者装着部を含む回路を機器の電源部から電気的に絶縁，または浮いた状態（フローティング状態）にする回路で，フローティングの手段として，トランスを用いて電磁的に結合する方法と，フォトカプラ（光結合）による方法などがある．

His 束心電計
カテーテル電極を心臓の刺激伝導系である His 束近傍に置き，His 束の興奮に伴う活動電位を記録する CF 形の装着部をもつ心電計で，高域特性として 500 Hz 以上は必要である．

表 6-4　漏れ電流および患者測定電流の許容値

（単位〔μA〕）

電流	経路		B形 装着部		BF形 装着部		CF形 装着部	
			NC	SFC	NC	SFC	NC	SFC
接触電流			100	500	100	500	100	500
接地漏れ電流			5,000	10,000	5,000	10,000	5,000	10,000
患者測定電流		直流	10	50	10	50	10	50
		交流	100	500	100	500	100	50
患者漏れ電流	患者接続部から大地への電流	直流	10	50	10	50	10	50
		交流	100	500	100	500	10	50
	SIP/SOPへ外部電圧を印加した場合の電流	直流	10	50	10	50	10	50
		交流	100	500	100	500	10	50
合計患者漏れ電流*	一緒に接続した同一形装着部からの電流	直流	50	100	50	100	50	100
		交流	500	1,000	500	1,000	50	100
	SIP/SOPへ外部電圧を印加した場合の電流	直流	50	100	50	100	50	100
		交流	500	1,000	500	1,000	50	100

NC：正常状態，SFC：単一故障状態.
*合計患者漏れ電流とは，複数の装着部を有する場合の漏れ電流の合計をいう.

（JIS T 0601-1：2014 より引用）

表 6-5　特別の試験条件下の患者漏れ電流の許容値

（単位〔μA〕）

電流	経路*[1]	B形 装着部	BF形 装着部	CF形 装着部
患者漏れ電流	F形装着部の患者接続部へ外部電圧を印加した場合の電流	非該当	5,000	50
	保護接地していない金属の接触可能部分へ外部電圧を印加した場合の電流	500	500	—*[3]
合計患者漏れ電流*[2]	F形装着部の患者接続部へ外部電圧を印加した場合の電流	非該当	5,000	100
	保護接地していない金属の接触可能部分へ外部電圧を印加した場合の電流	1,000	1,000	—*[3]

*[1] JIS T 0601-1：1999 の表 4 では，"装着部に電源電圧が現れた" ことを単一故障状態として扱ってきたが，この規格では特別の試験条件として扱っている．さらに，保護接地していない接触可能部分に最高電源電圧を印加する試験も，特別の試験条件である.
*[2] 合計患者漏れ電流は，複数の装着部をもつ機器だけに適用可能である.
*[3] この条件は，装着部に最高電源電圧を印加する試験で扱っているので，CF 形装着部では試験しない.

（JIS T 0601-1：2014 より引用）

$100\,\mu A$ 程度であることから，これも 10 倍の安全係数を考え，$10\,\mu A$ 以下に制限されている．

　生体を直接対象とするような ME 機器の生体に作用する電流には，**表 6-4** に示すように**接触電流，接地漏れ電流，患者漏れ電流**のほか，**合計患者漏れ電流，患者測定電流**がある．また，患者漏れ電流には，患者接続部（装着部）から大地への電流，SIF/SOP に外部電圧を印加した場合の電流および複数の装着部を有する場合の合計患者漏れ電流がある．また，**表 6-5** のように特別な試験条件下，すなわち F 形装着部の患者接続部へ外部電圧を印加した場合な

SIP/SOP：signal input/ signal output Part，信号 入出力部

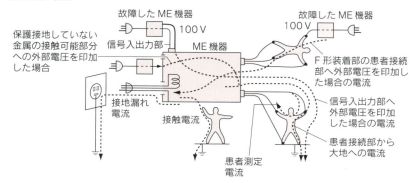

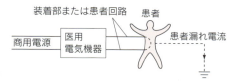

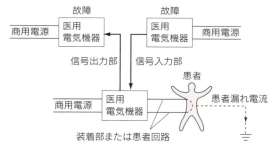

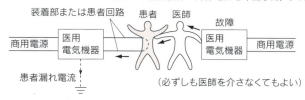

図6-4 漏れ電流の種類（a）と患者漏れ電流の具体例（b, c, d）

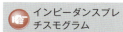
インピーダンスプレチスモグラム
皮膚上に接着した電極から微弱な高周波電流（数10kHz）を体内に流し，同様に皮膚上に接着した別の電極からその電流変化を検出することで，呼吸，脈波，体内水分量などの変化を検出した記録図．

どの漏れ電流，保護接地されていない金属の接触可能部分へ外部電圧が印加した場合の電流があり，さらにそれらの合計患者漏れ電流がある．

患者測定電流は，生体に電流を流して呼吸曲線や脈波（**インピーダンスプレチスモグラム**）を検出する装置などに対する電流を意味している．これは，流すことによって生体になんらかの生理学的効果（たとえば筋収縮や細胞の興奮

Ⅲ 医用電気機器の安全基準　149

表6-6 医用機器の一般的な図記号

記号	説明	記号	説明
〜	交流	（人型）	B形装着部
3〜	三相交流	（□囲み人型）	BF形装着部
3N〜	中性線をもつ三相交流	（□囲みハート）	CF形装着部
-----	直流	○	機器の一部分だけの "切"
≂	直流および交流の両方	⊙	機器の一部分だけの "入"
⏚	保護接地（大地）	⊣人型⊢	耐除細動形B形装着部
⏚	接地（大地）	⊣□人型⊢	耐除細動形BF形装着部
⏛	等電位化	⊣□ハート⊢	耐除細動形CF形装着部
▭	クラスⅡの機器	▽	AP類機器
⚠	注意，附属文書を参照	▽	APG類機器
○	電源の "切"	⚡	危険電圧
		電源の "入"	📖	操作指示に従う
⊘	緊急停止	⊗	単回使用（再使用禁止）

など）を意図しない電流である．

図6-4に漏れ電流の種類とその経路を示す．また，表6-4には患者漏れ電流，患者測定電流および合計患者漏れ電流の許容値を示す．患者漏れ電流は，B形，BF形装着部をもつ機器の電流許容値は同じであるが，CF形装着部をもつ機器の患者漏れ電流（交流）と患者測定電流（交流）で厳しく制限されている．さらにこれらの交流規制値に加えて，直流が人体組織に流れることによる電気分解などの影響により組織損傷の危険があることから，直流の漏れ電流による許容値（直流規制値）は特に厳しくなっている．

また，各許容値は**正常状態**（NC）と**単一故障状態**（SFC）に分けて記載されているが，単一故障状態の許容値とは，**①保護接地線の開路**（断線の意），**②電源導線のいずれか1本の断線，③絶縁のひとつの短絡，④その他**などが生じた場合に，正常状態の許容値の5倍までは許容されることを意味している（ただし，接地漏れ電流は2倍まで許容される）．たとえば，CF形装着部の患者漏れ電流では，保護接地線（通常アース線）が開路した場合でも，正常状態の許容値10 μAに対して50 μA（0.05 mA）以下でなければならない．

正常状態：normal condition, NC

単一故障状態：single fault condition, SFC

3 ME機器に関する図記号と表示光（色）

ME機器を安全に使用するために，機器や機器が機能した場合の表示光の色が規定されている．表6-6に医用機器の図記号を，表6-7に表示光の色と意

表 6-7 ME 機器の表示光の色およびそれらの意味

色	意味
赤	警告―操作者による即時の対処が必要
黄	注意―操作者による速やかな対処が必要
緑	使用の準備が完了
その他の色	赤，黄または緑以外の意味

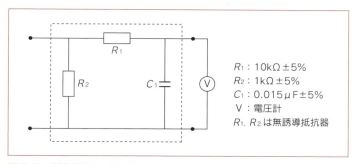

図 6-5 測定用器具（MD）
人体の電撃に対する周波数特性を模擬した回路.

味を示す．

4 漏れ電流の測定法

電気的安全性を確保するための漏れ電流の測定項目には，①機器からの漏れ電流（接地漏れ電流，接触電流，患者漏れ電流），②患者測定電流などがある．

①の漏れ電流と②の患者測定電流の測定には，人体の電撃に対する周波数特性を模擬した測定用器具が必要である．

1）測定用器具（MD）

前述のように，生体の等価インピーダンスは1kΩが用いられる．1kΩの抵抗に漏れ電流を流し，その両端の電圧を次の項の電圧計で実効値を測定したあと，1kΩで除して漏れ電流を算出する．しかし，生体の感知電流に及ぼす周波数の影響は 50〜100 Hz 付近で最も低く，1kHz をこえると周波数に比例して電撃を引き起こす感知電流の閾値が増大することが知られている（図6-2 参照）．このため漏れ電流測定用器具は，図 6-5 に示すように，R_2 の抵抗（1kΩ）の両端に R_1（10 kΩ）と C_1（0.015 μF）を用いて 1 kHz 以上の漏れ電流を測定対象としない高域遮断フィルタを構成している．

簡易的には R_2（1 kΩ）のみでよい場合が多いが，漏れ電流のなかには1 kHz 以上の周波数成分まで含んでいる場合があるので，JIS では電圧計（V）を含めた漏れ電流測定用器具（以下，MD）として，図 6-5 の人体の電撃に対する周波数特性を模擬した測定インピーダンスを用いることになっている．

測定用器具：measuring device, MD.

> 高域遮断フィルタ
> 高域遮断周波数 f_{hc} を1kHz にするためには，$f_{hc}=1/(2\pi R_1 C_1)$ の関係から，積分回路の $R_1 C_1$ は $R_1=10$kΩ，$C_1=0.015$ μF とすると $f_{hc}=1$kHz とすることができる．

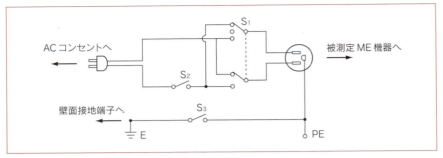

図 6-6　測定用電源ボックス
S_1：電源極性切り替えスイッチ，S_2：電源線の片側断線を模擬するスイッチ（多くは接地漏れ電流の単一故障状態を模擬する場合に使用），S_3：接地漏れ電流測定以外の単一故障状態を模擬する場合に使用，PE：保護接地端子.

2）測定用電圧計

測定用電圧計は 10 kΩ 前後の出力インピーダンスに対する電圧計測であるため，これよりも十分に大きな入力インピーダンスをもった**電圧計**でなければならない．電圧計に要求される要件を以下に示す．

①入力インピーダンスは 1 MΩ 以上，および入力容量は 150 pF 以下であること．
②周波数特性は直流または 0.1 Hz 〜 1 MHz までの周波数をもつ交流，もしくは合成波形に対して真の実効値指示ができること．
③指示誤差は指示値の ± 5 ％以内であること．

測定用器具を用いて電圧計で表示した電圧表示（通常 mV）を 1 kΩ で除して μA オーダの電流を計算で求める．

 電圧計
電圧計測の場合には，測定計の入力インピーダンスは測定対象となる系の出力インピーダンスより十分に大きいことが条件である．MD 積分回路の R_1 が 10 kΩ であるから，それよりも十分に大きい 1 MΩ 以上の入力インピーダンスが必要である．

3）測定用電源ボックス

漏れ電流などの測定では，医用電気機器を単に壁面の 3P コンセントの電源に 3P プラグを差し込んで測定するのではなく，3P プラグの保護接地線以外の電源ピンの極性を変えて測定をする．また，**保護接地線の開路や電源線の片方を断線させるなどの単一故障状態を模擬して測定する**必要がある．このための測定用電源ボックス内の回路を図 6-6 に示す．

4）漏れ電流および患者測定電流の測定法

図 6-7a に接地漏れ電流，図 6-7b に接触電流，患者漏れ電流，患者測定電流の測定法をそれぞれ示す．1 kHz 以下の周波数において，ほぼ 1 kΩ の人体の等価模擬抵抗をもつ MD の片方は，多くの測定では壁面接地端子に接続する．

それぞれの測定は，必ず正常状態と単一故障状態について行われる．しかし，図 6-7a の接地漏れ電流以外は，単一故障状態の模擬として，図 6-6 の測定用電源ボックス内の S_2 を閉じて S_3 を開いて接地線を開路させて行う．ま

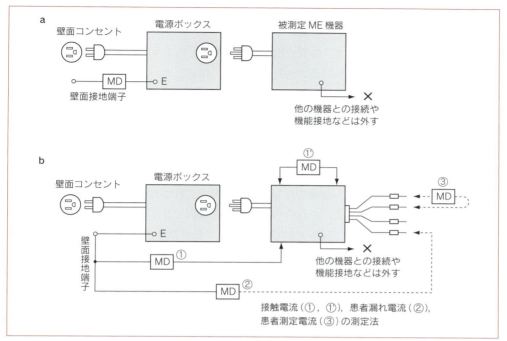

図 6-7　MD を使った各漏れ電流の測定法
a：接地漏れ電流の測定，b：接触電流および患者漏れ電流と患者測定電流の測定．

た，接地漏れ電流の測定では，**図 6-7 a** のように，MD を機器の接地端子と壁面接地端子の間に挿入するため，単一故障状態を接地線の開路とするわけにはいかないため，測定用電源ボックス内の S_3 を閉じて S_2 を開いて電源導線の 1 本の断線（開路）を模擬して行う．

患者測定電流は，**図 6-7 b** のように MD を機器の患者装着部間に入れて測定する（**図 6-7 b ③**）．単一故障状態は接触および患者漏れ電流同様，接地線の開路によって行う．

以上の電気的安全対策上の点検結果を，**表 6-4**（p.148）の B 形，BF 形，CF 形装着部をもつ機器ごとの許容値と比較する．

5）その他の電気的安全測定

MD を用いた測定には，病院電気設備の安全基準にある**等電位接地システム（EPR システム）**の電位測定（許容値 10 mV）がある．また，<u>6 V 以下で 25 A または機器の定格電流の 1.5 倍の電流のうち大きいほうの電流値を少なくとも 5～10 秒間接地線に流して測定する接地線抵抗の測定</u>（許容値 0.1 Ω 以下）がある．

許容値 10mV

すべての金属物体を等電位にする（2 点間の電位差はゼロにする）ことが必要であるが，実際にはゼロにすることがむずかしいため，生体の抵抗を 1 kΩ，漏れ電流の許容値を厳しい 10 μA と設定した場合，この間の電位差を 1 kΩ × 10 μA = 10 mV 以下にすることが要求されている．

5～10 秒間接地線に流す効果

何本かの細い導線のより線で構成されている接地線の場合に，そのうち細い 1 本または数本の導線だけを除いて残りのすべての導線が切れている接地線の場合，大電流を 5～10 秒間流すことで，なまじ数本だけ切れないで残った導線を焼き切ってしまう効果がある．

Ⅳ 病院電気設備の安全基準

医用室においては一般的な建物とは異なり，特殊な医療行為を配慮した電気設備が求められている．医用室における電気設備のあり方について規定しているのが **JIS T 1022「病院電気設備の安全基準」**である．その目次と主要内容を**表 6-8** に示す．

JIS T 1022 は 1982 年の制定後，医療技術の進歩と医療現場の環境の変化を受け，1996 年に最初の改正が行われた後，2006 年に 2 回目の改正が行われ，今回 2018 年版（以下，本 JIS）とし再改正された．本 JIS には，医用室における過去のトラブルなどの実例を元にした適切な対策手段が規定されており，また医療処置内容の重要度などに応じて，これらの対策手段を選択できるような形で取りまとめられている．一般に，JIS には法的強制力がないため，現実には各々の施設の諸事情を考慮しつつ任意の規定項目が採用されている．一方，東日本大震災後の計画停電実施がきっかけとなり，非常電源など電気設

表 6-8　JIS T 1022:2018 病院電気設備の安全基準の目次と主要記載内容

1. 適用範囲［医用接地方式，非接地配線方式及び非常電源に対する安全基準及び施設方法について規定］
2. 引用規格［9 種類の規格を引用し適用］
3. 定義［22 の用語を定義］
4. 医用接地方式，非接地配線方式及び非常電源の施設［医用室の処置の内容に応じた原則的な適用例を例示］
　4.1　医用接地方式
　　a）保護接地［医用接地センタ，医用コンセント，医用接地端子，0.1 Ω以下の接地分岐線］
　　b）等電位接地［ミクロショック対策の必要な患者環境にある導電体］
　　c）接地幹線［鉄骨，鉄筋の利用］
　　d）接地極［原則として 10 Ω以下，建築構造体の地下部分を利用］
　4.2　非接地配線方式
　　a）絶縁変圧器［7.5 kVA 以下，0.1 mA 以下の漏れ電流］
　　b）絶縁監視装置［地絡電流 2 mA で報知］
　　c）非接地配線方式の電源回路の分電盤［電流監視装置の設置］
　4.3　非常電源
　　a）一般非常電源［40 秒起動，10 時間運転］
　　b）特別非常電源［10 秒起動，10 時間運転］
　　c）無停電非常電源［無停電，10 分間運転，無停電電源装置 (UPS) と自家用発電設備と組み合わせたもの］
5. 医用室の電源回路
　　a）漏電遮断器［高速形かつ高感度形］
　　b）医用室のコンセント［必要な口数：1 分岐回路に 10 口以下，コンセント外郭表面色の定義］
6. 検査及び保守［竣工検査，定期点検項目例］
　　a）完成検査
　　b）定期点検
付属書 A（参考）建築構造体の接地抵抗値の計算
　A.1　大地抵抗率の計算式
　A.2　電池抵抗率の測定
　A.3　建築物地下部分の全表面積の算定
解説［21 頁にわたる詳細な解説］

154　第 6 章　電気的安全対策

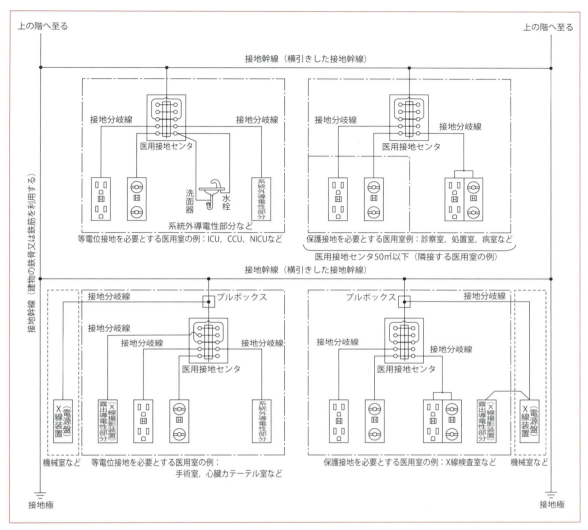

図 6-8　医用接地方式の概念図（JIS T 1022：2018 より）

備の不備が発見された病院施設も散見されたため，これら経験をもとに見直しが行われ本 JIS が改正されたため，本 JIS に適合した対策をとるべきである．

1　医用接地方式

医用室には電撃防止のため，医用接地のための設備を設けなければならない（図 6-8）．**医用接地方式**とは，接地設備を施工する方法を示したもので，**医用電気機器（ME 機器）**にかかわる感電防止が主たる目的であり，本 JIS には保護接地と等電位接地について規定されている．

1）保護接地

保護接地とは，「安全のための接地，電撃に対して人間を保護するための接

> **医用室**
> 診察，検査，治療や監視などの医療を行うための室をいう．表 6-11 参照．
>
> **医用電気機器**
> 装着部をもつか，患者との間でエネルギーを授受するか，または患者にあたえるかもしくは患者からのエネルギーを検出する電気機器をいう．

IV　病院電気設備の安全基準　155

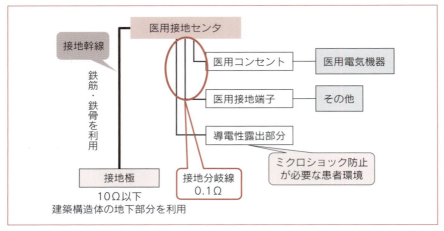

図6-9　医用接地方式の概略

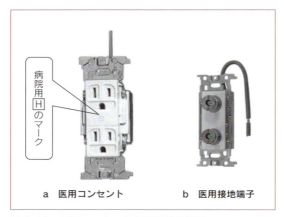

図6-10　医用コンセントと医用接地端子

地」という意味である．特に，保護接地を施すことによって安全使用ができるクラスIのME機器（**表6-2**）のための設備といえる．医用室ごとに，**医用接地センタ，医用コンセント，医用接地端子**を設備しなければならない（**図6-9**）．

(1) 医用接地センタ

各医用室の医用コンセントの接地刃受け（コンセントの刃を差す穴）と，隣に設置された医用接地端子（**図6-10**）は，その部屋に備え付けてある医用接地センタに0.1Ω以下の接地分岐線で接続する必要がある．これは，1点接地を目的としたものであり，**マクロショック**防止対策となる．

(2) 医用コンセント

医用室で使用される電源コンセントとME機器に使用される電源プラグは，JIS T 1021:2008「医用差込接続器」に適合していることが必要である．病院用の電源コンセントは医用コンセント（Hマークで表示）とよばれる接地形2

医用接地センタボディー，医用接地センタ

医用接地センタボディーとは，接地分岐線を集合して接地幹線へ接続するためのもので，分岐用端子基板，リード線，試験端子などで構成される．医用接地センタとは，医用接地センタボディーとこれを収容する外箱を含めたもの．医用室内の電位の基準になる場所．

医用コンセント

医用差込接続器のプラグ受けのことで，刃受，配線接続端子，絶縁物の外郭などから構成され，壁，床などの造営材に固定できるものをいう．病院で設備されるコンセントのうち単相交流100V用のものは，細長い差し込み口2つと丸い差し込み口1つで構成されている．丸い差し込み口を下にして，細長い差し込み口のうち，左側は右側に比べ少し長い．丸い差し込み口は，保護接地用の特別な差し込み口である．

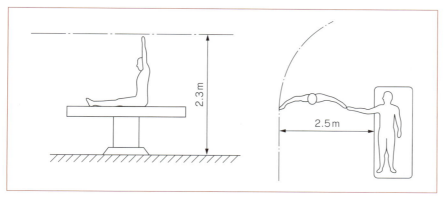

図 6-11　等電位接地を施す範囲（患者環境）

極コンセントであるが，通称 **3 P コンセント**とよんでいる（**図 6-10 a**）．3 P コンセントは一般のコンセントより，保持力や耐久性（衝撃強度など），性能（接地極の接触抵抗など）が強化された仕様となっている．

(3) 医用接地端子

医用室用に特別に設計された接地端子で，3 P の電源コードをもたない機器の**保護接地線（アース線）**や，クラス I の ME 機器（**表 6-2**）の保護接地線などを接続するための設備で，医用室には必ず設備しなければならない（**図 6-10 b**）．

> **医用接地端子**
> 接地分岐線を接地コードと接続するための端子セットをいう．

2) 等電位接地

ME 機器の電極などを直接心臓に挿入，または血管を介して電極を挿入するような医療を行う医用室（心臓カテーテル室や手術室，ICU・CCU など）では，漏れ電流による心臓直撃の電気ショック（**ミクロショック**）が起こる危険性がある．ミクロショックでは，わずか 0.1 mA（100 μA）で心室細動が誘発されるため，使用機器の装着部は，漏れ電流を最大限に抑制した CF 形装着部（許容値 10 μA）としなければならないが（**表 6-3**），病院内設備側や商用交流電源からの漏電も見逃せない．そこで，該当する医用室の患者が触れる可能性のあるすべての金属体表面を医用接地センタに 0.1 Ω 以内の電線で結び，すべての金属体間の電位差をなくすための等電位化が必要となる．このような設備を**等電位接地システム**，または **EPR システム**（equipotential patient reference system）とよぶ．

等電位接地の範囲は，患者の周囲 2.5 m 以内，床上高さ 2.3 m 以内（患者環境）となっている（**図 6-11**）．水平方向は，周囲にいる者（介助者）が患者の手を取り，介助者が他の金属製設備や ME 機器の表面に触れる範囲，また高さ方向は患者がベッド上で起きあがって手を伸ばした高さを想定している．

等電位接地はミクロショック対策のための設備であるため，すべての医用室に必要なわけではない．

> **医用接地**
> D 種接地が一般的．医用接地では，導電性部分に施す保護接地（抵抗値 10 Ω 以下）の他に，患者にミクロショックを起こさせないための等電位接地も含まれる．基本的には 10 Ω 以下とすべきであるが，等電位接地が要求されている医用室では，100 Ω 以下とすることができる．

> **患者環境の違い**
> JIS T 1022 病院電気設備の安全基準と，JIS T 0601-1 医用電気機器 − 第 1 部：基礎安全及び基本性能に関する一般要求事項では，患者環境に関する定義が異なっている．

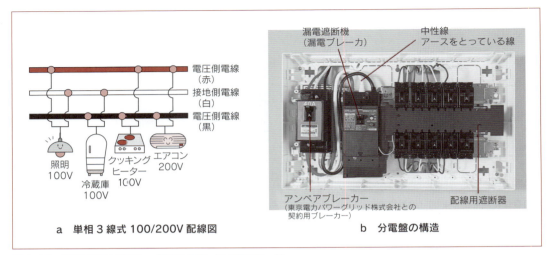

図 6-12　接地配線の概略と一般用分電盤（片側配線方式）

（b の写真提供：東京電力パワーグリッド）

2　非接地配線方式

　前述したように，0.1 Ω など低い接地抵抗をもった保護接地システムを医用室に導入する目的は，漏れ電流を安全に大地（アース）に導くためである．一方，一般家庭やオフィスなどで用いている受電設備（分電盤：図 6-12）は，片側が接地につながっている**片側接地配線方式**のため，電子機器が絶縁破壊を起こすと，電源導線（100 V 側）が直接接地されてしまう（図 6-13 a）．それにより，接地側に大きな電流が流れ，**ブレーカ**（**過電流遮断器**）が作動し，当該コンセントの停電現象が起きる．大電流が回路に流れ続けると，発熱による火災の危険が生じるため，電路を遮断する構造となっているが（図 6-12 b），当該ブレーカに接続された他コンセントもすべて停電（遮断）してしまうため，当該機器以外の ME 機器もすべて停止してしまう．一般家庭では，この片側接地配線方式は安全のために必要な機能であるが，病院内の手術室や ICU などでは重要な生命維持管理装置が多数使われているため，該当機器の停電によって，他の ME 機器が一斉に停止すると大パニックになる危険性がある．

　そこで，生命維持管理装置など重要な ME 機器を多数使用している病院では，**絶縁変圧器**（**絶縁トランス**）を設け，各コンセントのどの電源線も接地されていない構造（フローティング電源）にすれば，1 台の機器が**絶縁破壊**を起こしても，他機器には短絡電流は流れず，ブレーカは飛ばない（遮断されない）．これが，非接地配線方式の仕組みである（図 6-13 b）．JIS T 1022 では，「電源の遮断による機能停止が医療に重大な支障をきたすおそれがある医用電気機器を使用する医用室のコンセント用分岐回路には，非接地配線方式を適用しなければならない」と規定している．

　非接地配線方式は，後述の非常電源と同様，電源供給を確保することが目的であり，以下の機能を備えている．

> **分電盤（図 6-12）**
> 屋外にある電柱からきた電気を，建物内の各部屋へ分けているのが分電盤．一般家庭に送られてきた電気を，各部屋，複数の回路に分ける（分配）役目をしている．また，使い過ぎ（配電用遮断器：安全ブレーカ）や漏電で事故にならないよう（漏電ブレーカ），使用する電気をチェックする役目をしている．

> **非接地配線方式（図 6-11）**
> 絶縁トランスを用いた非接地配線方式では，1 つの機器が地絡事故や絶縁不良になっても，絶縁トランスの 2 次側から接地（アース）に電流が流れることはないため，1 次側のヒューズが切れず，絶縁不良以外の機器には電源供給される．

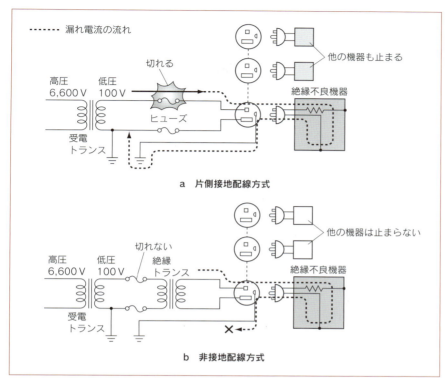

図6-13　片側接地配線方式と非接地配線方式

1) 絶縁変圧器（図6-14）

　非接地配線方式に使用される絶縁変圧器自身の漏れ電流は0.1mA以下に抑えられているので，マクロショック対策としての電撃防止機能ももつが，ミクロショック対策としては不十分である．

2) 絶縁監視装置

　非接地配線方式は，機器の絶縁破壊（電路の1線地絡）時にも電源は安全に供給されるため地絡に気づくことがない．また，給電の容量にも上限があるため（60Aなど），絶縁の悪い機器が接続された場合にそれを医療従事者に知らせる必要がある（図6-14）．

3　非常電源

　前述したように，病院内，特に手術室などでの電源供給停止は，ME機器にとって致命的であり，患者への影響も大きい．商用交流電源の供給停止（以下，停電）の原因は，①病院全体が停電する場合（電力供給側に問題がある場合や，病院電気設備に問題がある場合），②一部の電気回路のみ停電する場合や，特定の機器のみ停電する場合（使用者側に問題がある場合）がある．それぞれ対処法が異なるため，その原因と対処法を理解しておく必要がある．特に，病院全体が停電する場合に，自動的に負荷（医用コンセントにつながれた機

絶縁変圧器

絶縁変圧器は次のように規定されている．
①定格容量は7.5KVAをこえないこと（容量が大きいと漏電も大きくなる）．
②漏れ電流は0.1mA以下であること．

絶縁監視装置

非接地式電路の電源側には，
①電路の対地インピーダンスを計測・監視する方式であること．
②事故時に異常を知らせるため，表示灯と警報装置を備えていること．
③非接地式電路の大地への絶縁状態が「地絡電流が2mAとなるような状態」となったとき，動作するものであること．
に適合する絶縁監視装置を設けることとされている．

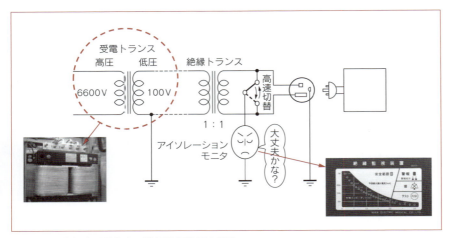

図6-14 絶縁変圧器および絶縁監視装置の構造

表6-9 非常電源の種類

種類	供給元	電源確立時間	連続運転時間	コンセント外郭表面色
一般非常電源	自家発電設備	40秒以内	10時間以上	赤
特別非常電源		10秒以内	10時間以上	赤
無停電非常電源	UPS+自家用発電設備	無停電	UPS：10分以上 自家用発電設備：10時間以上	緑

器）に電源供給を行う**自家用発電装置**（以下，非常電源）を備える必要がある．

非常電源は，電源の遮断による機能の停止が医療に大きな支障をきたすおそれがある医用電気機器などを使用する医用室の電源回路に，その使用目的に応じて医用室のカテゴリ（後述**表6-10，6-11**）ごとに，以下1〜3）のいずれかの非常電源を設けなければならないとしている（**表6-9**）．

1）一般非常電源

一般非常電源は，次の性能をもつ自家用発電設備とすることと規定されている．

①商用電源が停止したとき40秒以内に電圧が確立し，自動的に負荷回路に切り換え接続され，かつ，商用電源が復旧したときに自動的に切り換えられて復帰できるもの．
②連続運転時間が10時間以上のもの．
③一般非常電源が設けられた医用コンセントの外郭表面の色は「赤」とする．

供給対象の装置・設備として，医療用冷蔵庫，医療ガス供給設備，通信機器設備・情報機器設備（電子カルテシステムなど），防災設備・防犯設備，警報

装置，自動化装置（X線フィルム自動現像装置など），搬送装置（エレベータ）などに設けるとしている．

2）特別非常電源

特別非常電源は，次の性能をもつ自家用発電設備とすることと規定されている．
①商用電源が停止したとき10秒以内に電圧が確立し，自動的に負荷回路に切り換え接続され，かつ，商用電源が復旧したときに自動的に切り換えられて復帰できるもの．
②連続運転時間が10時間以上のもの．
③特別非常電源が設けられた医用コンセントの外郭表面の色は「赤」とし，かつ，見やすい箇所に特別非常電源である旨を表示すること．

供給の装置・設備として，10秒以内に電源供給の回復が必要な医用電気機器や照明設備に設けるとしている．

3）無停電非常電源

電源を遮断することなく連続的な電力供給を必要とする負荷へは無停電電源装置を備える．
①商用電源が停止したとき無停電（交流電力の連続性が確実な電源）で電力供給を行わなければならない医用電気機器などの回路に，無停電非常電源を設ける．
②無停電非常電源は，無停電電源装置（UPS）と自家用発電設備とを組み合わせたものとする．
③無停電非常電源が設けられた医用コンセントの外郭表面の色は「緑」とする．

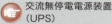
交流無停電電源装置（UPS）
整流装置，逆変換装置，エネルギー蓄積装置（蓄電池など）などで構成され，この装置の入力電力が途絶えても，出力側の電力が途絶えることなく，連続的（無瞬断）に負荷へ電力の供給を行うことができる電源装置．

供給の装置・設備として，医用電気機器のうち，無停電（交流電力の連続性が確実な電源）で電力供給が必要なもの，手術灯に設けるとしている．

非常電源における本JISと2006年版との違いは，瞬時特別非常電源の代わりに上記3）無停電非常電源を設けなければならないとしたことである．瞬時特別非常電源の定義では，「商用電源が停止したとき0.5秒以内に蓄電池設備が負荷回路に切断接続され，以下略」となっていたが，0.5秒の停電は人工呼吸器をはじめとする生命維持管理装置などの医用電気機器で治療を受けている患者にとって致命的な影響を及ぼす可能性があると判断されたため，電源を遮断することがない無停電電源装置（UPS）を用いた無停電非常電源へと改正された．

「交流電力の連続性が確実な電源」が必要な医用電気機器
本JISには明記されていないが，生命維持管理装置などがあたる．

なお，最初に述べたように，使用者側の電気の使い過ぎによる電源ブレーカ遮断による，当該医用室のみの部分停電時には，当然ながら非常電源は作動しない．日常的な電源容量の管理（機器ごとの消費電力の把握と，ラベリングなどによる整理）と，ブレーカ遮断停電時の電源供給復帰の手順の周知徹底と訓

IV　病院電気設備の安全基準

表 6-10　医用接地方式，非接地配線方式および非常電源の適用

医用室の カテゴリ[d]	医療処置内容	医用接地方式		非接地 配線 方式	非常電源[a]	
		保護 接地	等電位 接地		一般／ 特別[b]	無停電[c]
A	心臓内処置，心臓外科手術および生命維持装置の適用にあたって，電極などを心臓区域内に挿入または接触し使用する医用室	○	○	○	○	○
B	電極などを体内に挿入または接触し使用するが，心臓には適用しない体内処理，外科処置などを行う医用室	○	＋	○	○	＋
C	電極などを使用するが，体内に適用することのない医用室	○	＋	＋	○	＋
D	患者に電極などを使用することのない医用室	○	＋	＋	＋	＋

記号の意味は，次による．
○：設けなければならない．
＋：必要に応じて設ける．
注 a）非常電源は，医用室以外の電気設備にも共用できる．
　 b）医用電気機器などに応じて，一般非常電源および／または特別非常電源を設ける．
　 c）医用電気機器などに応じて，無停電非常電源を設ける．
　 d）医用室のカテゴリの適用例（参考）を表 6-11 に示す．

表 6-11　医用室の適用例

医用室の カテゴリ	医用室の例
A	手術室，ICU，CCU，NICU，PICU，心臓カテーテル室など
B	GCU，SCU，RCU，MFICU，HCU など
C	救急処置室，リカバリ室（回復室），LDR［陣痛・分べん（娩）・回復］室，分べん（娩）室，新生児室，陣痛室，観察室，ESWL 室（結石破砕室），RI・PET 室（核医学検査室），温熱治療室（ハイパーサーミア），放射線治療室，MRI 室（磁気共鳴画像診断室），X 線検査室，理学療法室，人工透析室，内視鏡室，CT 室（コンピュータ断層撮影室），病室，診察室，検査室，処置室など
D	病室，診察室，検査室，処置室など

注記　医用室の例の略称は，次を意味する．また，医用室の名称は例示であり，各施設の当該医用室の医療処置内容の目的に合うカテゴリを選定してもよい．
　　　ICU：集中治療室，CCU：冠動脈疾患集中治療室，NICU：新生児集中治療室，PICU：小児集中治療室，GCU：新生児治療回復室，SCU：脳卒中集中治療室，RCU：呼吸器疾患集中治療室，MFICU：母体胎児集中治療室，HCU：準集中治療室．

練が重要である．

4　医用室への適用

　以上の医用接地方式，非接地配線方式および非常電源の実際の病院施設への適用は，各施設で使用される ME 機器の重要度によって分類される．原則として表 6-10，6-11 にしたがい，行われる医療処置の内容により，医用室を A〜D の 4 つのカテゴリーに区分けして，医用接地方式，非接地配線方式および非常電源を例示している．すべてのカテゴリーの医用室では ME 機器が使用されることが前提となっており，保護接地は必須設備と規定されている．

第7章 実習

Ⅰ はじめに

　医用工学実習の目的は，基本的な電子計測機器の取り扱いを学び，基本的な電子・電気回路を用いた実験を通して，講義で学習した内容の確認と理解を深めることである.

　実習では，生体信号を記録する機器の基礎である，アナログ電気回路，心電計や脳波計など ME 機器の安全性などについて学ぶ．その実習内容を理解し，測定条件を設定し，手順にそって測定し，測定結果を理論的に検討することはもちろんであるが，簡潔でわかりやすい報告書の作成も実習の大きな目的の一つである.

Ⅱ 電気回路実験の一般的な注意

1 機器・装置の接地（アース）

　工学的な電気回路の実験では，測定機器の接地は雑音に対する配慮が主になるが，医用機器の場合は，このことに加えて安全確保ということからも，大地への接地は重要である．接地をする（アースを取る）ことを，実験の際にも考慮し習慣づけることが大切である．接地を行う際には，以下のようなことに注意する必要がある.

　　①各測定機器間の接地および入力－出力の接続を確認したのち，測定機器の電源を投入する.

　　②複数個の測定機器を同時に使用する場合，各機器からの接地線を 1 カ所にまとめて接地する.

　　③電源を入れたままで測定点などを変える場合，身体の一部が機器に触れないようにする.

2 装置の準備

　実験に使用する測定機器について，あらかじめ取り扱い説明書などで実験の目的に必要な性能（測定範囲，周波数特性など）であるか調べておく．測定を効率よく行うために，機器の配置などにも配慮する.

　　①実験回路の接続を確認する

　　②接地の確認（機器－機器，機器－大地）

3 電源の投入時と切断時の注意

　　①装置の電源スイッチがあらかじめ［切］（OFF）になっていることを確認し，電源プラグをコンセントに接続する.

　　②測定する電圧，電流，周波数などがどの程度になるかを理論的に推定し，指示計器や測定装置の感度（レンジ）を設定する.

③電源は実験者より遠い側から［入］（ON）にし，遮断は逆の順序で［切］（OFF）にする．

4 データの記録と整理

①測定データは実験目盛板の中央付近で計測できるよう感度の調整を行い，測定を3～5回繰り返して行う．計測は指示が安定していることを確認し，正面から読む．
②測定データが変化する付近は細かく測定し，最大点，最小点は必ず測定する．
③測定データの有効数字をよく考えて，誤差の伝搬に注意してデータを読み取る．
④測定データからグラフを描いたり表にまとめたりして，理論値と比較し，データの良否，不足がないか判断する．実験データに不具合がある場合には，ただちに再実験を行う．
⑤グラフ用紙は測定対象に合わせて選択する（方眼紙，片対数方眼紙，両対数方眼紙など）．
⑥関連のある結果は同一の用紙に記入する．このとき，グラフの場合，プロットするデータ点は大きく記し，いくつかを組み合わせる場合には結果を識別できるよう工夫する．
⑦報告書には，実験の目的，原理（理論），実験方法，実験に使用した器具，装置，配線図，実験結果（グラフ，表などにまとめる）の順で記述する．得られた結果に対して理論的な検討を加える．各項目について，簡潔に要領よく記述する．

5 実験終了後の整理

次のグループが支障なく実験できるようにしておくのが原則である．
①実験が終了後，電源を切り，配線をはずしてまとめておく．
②電圧計，電流計などの入力端子は短絡しておく．
③実験中に破損したものがあれば遅滞なく申し出る．

【参考】固定抵抗素子の抵抗値・誤差は色帯で示されている．そのカラーコード（JIS）を図7-1に示す．

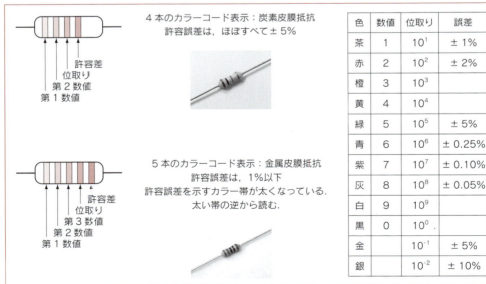

図7-1 抵抗のカラーコード

実習1　実習の準備（工具・テスタの取り扱い方法）

1）工具の種類とその特徴

　工具にはさまざまな種類とそれに見合った使い方がある．たとえば，ネジのサイズより小さいプラスドライバーを使うと，ネジの中心にのみ力が加わるので，ねじ山をつぶしてしまう．したがって，実習や実験のみならず，必ず用途に見合った工具の使用と，その取り扱い方法に熟知することが，危険防止にもつながる．以下，医療機器の使用時などに必要となる基本的な工具とその特徴について概説する．

(1) ドライバー（図 7-2，7-3）

　ドライバーは，締める，緩めるという役割をするための工具である．さまざまな大きさ，種類のネジを回すためのドライバーがあるが，グリップタイプが一般的である．先端のサイズが決められている．使用時の推奨としては，大きさの異なるプラスドライバー 2 本（No.0, No.2），マイナスドライバー 2 本（先端幅 3.0, 6.0 mm）など，計 4 本以上を準備しておくとよい．

(2) ニッパ（図 7-4）

　主に導線を切り，被覆を剥くために使用する工具である．さまざまなサイズがあるが，使用目的（動線の太さ）や，自分の手にあった使いやすいタイプを選ぶとよい．

(3) ラジオペンチ（図 7-5）

　先端が細くなったペンチで，細かい部品などを挟むための工具である．ハサミと同様に，先端がピッタリかみ合わさるタイプを選ぶとよい．同様の機能で，先端が細くなっていないタイプのペンチもある．

(4) 精密ドライバー（図 7-6）

　時計やメガネの修理などでも使う，先端の小さいドライバーである．基本的にはセットタイプが多いが，プラスドライバー 1 本（No.0），マイナスドライバー 1 本（2.3 mm）を備えるとよい．

(5) ピンセット（図 7-7）

　細かい部品や狭い場所のものを挟む，つまむための工具である．一般的には金属製で，先端が適度に細いものを選ぶとよい．

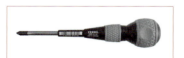

図 7-2　プラスドライバー
（グリップタイプ，先端サイズ #1）

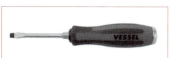

図 7-3　マイナスドライバー
（グリップタイプ，先端サイズ 5.5 mm）

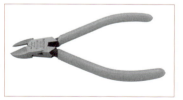

図 7-4　ニッパ

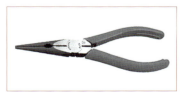

図 7-5　ラジオペンチ

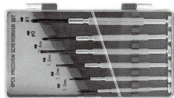

図 7-6　精密ドライバー

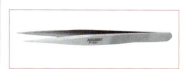

図 7-7　ピンセット

2) テスタの取り扱い方法

テスタには，アナログ式（指示計器の一種）とデジタル式がある（図 7-8）．デジタルマルチメータ（DM）は，アナログタイプと比較して，以下の特徴がある．

① 一般に精度がよく，一台でいろいろな機能（電圧・電流，抵抗，静電容量，温度など）をもつタイプもある．
② 入力抵抗が高く（DC：約 10 MΩ，AC：約 1 MΩ），出力は直接表示（液晶表示）のほか，PC などに USB 接続できるタイプもある．
③ 電子回路によりひずみ波形の真の実効値表示やノイズ除去などが行える．
④ 保護回路が組み込まれ，過電圧，過電流に対して強い．
⑤ その他の機能として，データ・ホールド機能（押した瞬間の表示値を保持する機能），オート・パワー・オフ機能（電池消耗防止のため，一定時間で休止する機能）などがある．

(1) 直流電圧の測定方法

直流電圧（DCV）の測定では，必ず測定対象とテスタを並列接続する．測定端子に＋，－が逆極性の電圧で加わると，－表示となる．DM のオートレンジで測定する場合は，テストリード開放時（測定端子に接触していない状態）に表示が変動することがある．DCV を測定するには，レンジ切り替えスイッチなどで電圧測定モードに合わせ，セレクトスイッチなどで DCV 測定モードを表示させ，テストピンを測定対象に当てて表示値を読み取る（図 7-9）．

(2) 交流電圧測定の原理と方法

交流電圧（ACV）の測定（コンセントなどの正弦波交流電圧）では，DCV 測定と同様に必ず測定対象とテスタを並列接続する．一般的な DM では，正弦波以外の波形の電圧では測定誤差が生じる．また，測定対象外の周波数では確度は保証されない．ACV を測定するには，レンジ切り替えスイッチなどを電圧測定モードに合わせ，セレクトスイッチなどで ACV 測定モードを表示させ，テストピンを測定対象に当てて表示値を読み取る（図 7-10）．

(3) 電流測定の原理と方法

電流測定は電圧測定とは異なり，測定対象（負荷）とテスタとを直列接続して行う．並列接続で測定すると，テスタに大きい電流が流れ込み，テスタ内のヒューズが切れる原因となる．レンジ切り替えスイッチなどを電流測定モードに合わせ，セレクトスイッチなどで DC/AC 測定モードを表示させ，テス

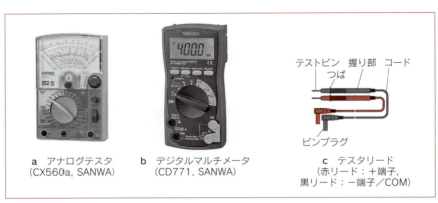

a アナログテスタ (CX560a, SANWA)　b デジタルマルチメータ (CD771, SANWA)　c テストリード（赤リード：＋端子，黒リード：－端子／COM）

図 7-8 テスタ・リードの外観

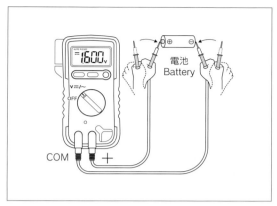

図 7-9　直流電圧の測定

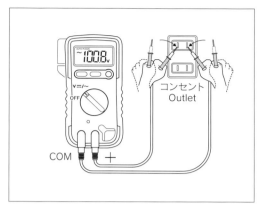

図 7-10　交流電圧の測定

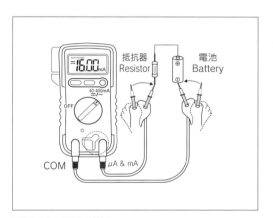

図 7-11　電流の測定

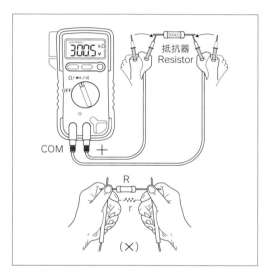

図 7-12　抵抗の測定

トピンを測定対象に接続して（テスタが回路の一部となる），表示値を読み取る（図 7-11）．

（4）抵抗測定の原理と方法

　抵抗の測定対象は，抵抗器や回路・回路部品・導線などであり，これら抵抗の大きさを測定する．抵抗測定時の注意としては，電圧が加わっている部分は絶対に測定してはいけない．レンジ切り替えスイッチなどを抵抗測定モードに合わせ，セレクトスイッチなどで抵抗の記号（その機種で最大モード，例えば MΩ）を表示させ，テストピンを測定対象に並列に接続して表示値を読み取る（図 7-12）．

実習2　オシロスコープとファンクション・ジェネレータの操作
（交流信号の測定）

　オシロスコープは電気信号（電圧）の時間的変動をリアルタイムにブラウン管画面上に表示し，その大きさや時間的変動を測定することを目的とした機器である．オシロスコープにはアナログ式とデジタル式がある．前者は波形をリアルタイムに表示，後者は波形をA/D変換し，メモリに記憶することができる．近年の高速A/D変換技術，集積回路技術の急速な進歩など，その技術的背景を基にデジタルオシロスコープは広く普及してきた．アナログオシロスコープでは不可能とされてきたさまざまな機能が，デジタル化によって実現されている．デジタルオシロスコープ（図7-13）は，信号をデジタル化し，メモリに蓄えることで波形の拡大・縮小，アベレージング，2波形の加算・減算などの演算，FFT*などデータの加工が簡単に行える．また，欠かせない特長にプリトリガ機能（トリガ点の前の波形観察）がある．

　低周波発振器（ファンクション・ジェネレータ，以下FG）は，正弦波，三角波，方形波など種々の信号を，任意の周波数，振幅で出力する信号発生装置である（図7-14）．オシロスコープと同様に，以前はアナログ式FGが主流であったが，現在はDDS（direct digital synthesizer，デジタル直接合成発振器）を用いたデジタル式FGが主流である．正弦波や三角波などの任意の波形データが書き込まれたROMを用いて，その出力をDAコンバータでアナログ信号に変換することで，波形ROMのデータに対応した波形が出力される．

* FFT：fast fourier transform（高速フーリエ変換）．ある信号をいくつかの周波数に分解し，それらの大きさをスペクトルとして表すこと．

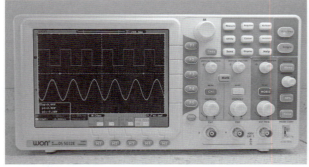 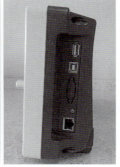

図 7-13　デジタルオシロスコープの外観（正面と側面）
この機種では側面にUSB，LANなどのインターフェイスを備えている．

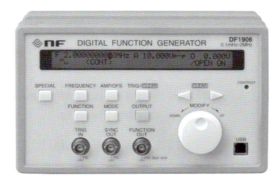

図 7-14　ファンクション・ジェネレータの外観

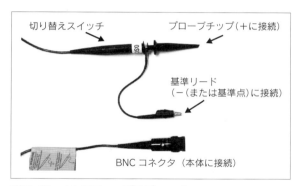

図 7-15　オシロスコープ用プローブ

1）目的

　医用工学実習では，多くの項目でデジタルオシロスコープを用いて観察する．ここでは，FG からの交流信号（正弦波交流電圧）波形をオシロスコープとデジタルマルチメータにて観測・測定することで，オシロスコープや FG の操作方法を習得するとともに，交流信号の波形や測定値から実効値，周波数などの値を求め，交流信号の表し方などについて理解する．

2）実習機器・器具

　デジタルオシロスコープ，ファンクション・ジェネレータ，デジタルマルチメータ，方眼紙，他

3）実習方法

〈測定を始める前に〉

　オシロスコープは，電気信号（電圧波形）を表示する計測器であり，電圧を縦軸に，時間を横軸とした信号の時間的変化を表示する．オシロスコープで電圧を測定する場合には，専用プローブ（受動プローブ）を用いる（図 7-15）．プローブには，被測定対象の電圧に合わせてゲイン（倍率）を 1 倍，10 倍に変更可能なものがあり，もしスイッチを 10 倍に切り替えたならば，オシロスコープには実際の電圧の 1/10 の信号が入力される．また，波形を観察するために，入力した波形（3～5 波）が，画面の中央で静止して表示できるよう，各部つまみ（交流電圧，垂直・水平位置，同期，掃引時間など）を調節する．

　デジタルオシロスコープでの電圧測定は，カーソルを表示させ，測定対象の波形にカーソルを合わせることで，波形の振幅値を計測できる（図 7-16）．

　アナログオシロスコープでは，

　　電圧 [V] ＝感度（VOLT/DIV の指示値：V/cm）× 画面上の振幅（cm）

で求める．

　デジタルオシロスコープでの周波数測定は，電圧測定と同様に，測定対象の波形（1 周期）にカーソルを合わせ，波形の周期から求めることができる（図 7-17）．

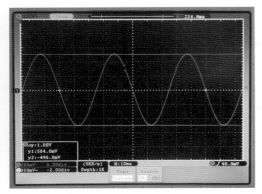
図 7-16　電圧の測定

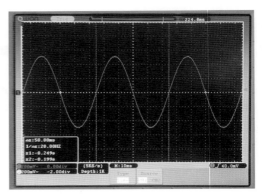
図 7-17　周波数の測定

アナログオシロスコープでは，

　　時間 [s] = TIME/DIV の指示値 (s/cm) ×1 波長の長さ (cm)

で求める．

(1) 測定

　以下の交流信号を FG で出力し，オシロスコープで観察する．課題ごとに，方眼紙へ観察した波形をトレースし，観測した信号波形の 1 周期の長さから周波数および振幅の大きさ（電圧値）など，必要な情報を測定し，まとめること．

　課題①：方形波，10 Hz，最大振幅 1 Vp-p となるようにオシロスコープで観察しながら調整する．
　課題②：正弦波，1 kHz，最大振幅 500 mV-pp となるようにオシロスコープで観察しながら調整する．
　課題③：②の条件から，FG の OFFSET を変化させ，DC 成分を 500 mV 程度加えて，波形を観察せよ．

4) 考察

　電気回路実験の一般的な注意（p. 163～164）の実習報告書のまとめ方にしたがって，次の考察を中心にレポートをまとめよ．

　①実習方法すべての波形（①～③）において，実効値を求めよ．具体的な導出方法や式を書き，方眼紙にトレースした波形（記録した実験結果）から値を求めること．
　②交流電圧の測定にデジタルマルチメータを用いる場合と，オシロスコープを用いる場合の長所と短所を比較せよ．

実習3　抵抗器とオームの法則

1）目的
　ここでは，医用工学の実習に必須な計測機器である電圧計と電流計の使用法を習熟し，電気回路の最も基本であるオームの法則について学習する．

（1）オームの法則
　図7-18の回路で，抵抗 R [Ω] の両端に V [V] の電圧を加えると流れる電流を I [A] とすれば，

　$I=V/R$　（$V=IR$，$R=V/I$）

の式が成り立つ．これをオームの法則という．
　したがって，抵抗を一定にし，電圧を変化させると電流は電圧に比例する（**図7-18 b**）．また，電圧を一定にし，抵抗を変化させると電流は抵抗に反比例する（**図7-18 c**）．
　抵抗器は，電流を調整（制限）する，電圧を分ける（分圧），発熱体として用いるなどの回路で用いられる．本章のはじめに示したように，抵抗には，炭素被膜抵抗（安価），金属皮膜抵抗（精度がよい）などの固定抵抗と，抵抗値を自由に変えられる可変抵抗器（ボリュームともいう），一度回路上で調節し固定する半固定抵抗などがある．

2）実習機器・器具
　直流電圧計，直流電流計，抵抗（数種），直流電源

3）実習方法
実験1　抵抗を一定とし，電圧を変化させる
　①スイッチは開いた状態で**図7-19**の実験回路を作製する．
　②スイッチを閉じ，直流電源を0～5Vの範囲で変化させ，このときの回路に流れる電流を計測する．使用した抵抗の電流と電圧の関係を求める．
　③抵抗の値を変えて，①と同様の実験を行う．
　④①，②の結果を表にまとめ，グラフを描く．

実験2　電圧を一定とし，抵抗を変化させる
　①スイッチは開いた状態で**図7-19**の実験回路を作製する．
　②スイッチを閉じ，電圧を一定にし，このときの回路に流れる電流を計測する．

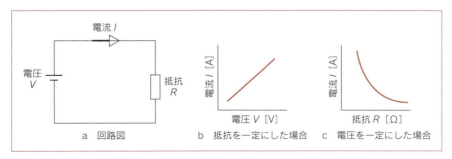

図7-18　オームの法則

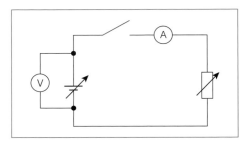

図 7-19　実験回路図

　③可変抵抗の値を 100 Ω, 120 Ω, 140 Ω・・・と大きくしていき, その都度電流を計測する.
　④②, ③の結果を表にまとめ, グラフを描く.

4) 考察
　①実験 1 では結果から抵抗の値を, 実験 2 では結果から電圧を求め, それぞれの関係を考察せよ.
　②オームの法則について, 理論値と実験値を比較しながら考察せよ.
　③電源電圧の値を 2 倍にした場合, あるいは複数の抵抗を直列・並列に接続したとき, 各部の電流, 電圧はどうなるか.

実習4　交流特性（CとL）

1）目的
　キャパシタ（C）は，電荷を蓄えたり放出したりする受動素子である．インダクタ（L）は，電流によって生じる磁場（エネルギー）を蓄えたり放出したりする受動素子である．これら電気特性をもつキャパシタとインダクタを作製し，交流信号（正弦波交流電圧）に対する特性を評価することにより理解を深める．

2）実習機器・器具
　ファンクション・ジェネレータ，デジタルマルチメータなど
　アルミホイル，ラップ，ペットボトル，導線部材

3）実習方法
（1）キャパシタの作製
　アルミホイルとラップ（食品用）を用いてキャパシタを作製する．30 cm×30 cmのアルミホイルを2枚，30 cm×40 cmのラップを3枚準備する．（ラップ）・（アルミホイル）・（ラップ）・（アルミホイル）・（ラップ）の順で5層に重ねる（図7-20）．このとき，アルミホイルはそれぞれ1 cmずれて重なるようにする（2枚のアルミホイルを接触させてはいけない）．重ねていく際，確実に空気を抜きながら，それぞれが密着するように折り畳む（図7-21）．

（2）インダクタの作製
　ゴム被覆付きの導線（絶縁被膜として塩化ビニルやポリエチレンに耐熱性を付与したタイプの素材を使用したものなど）を用いて，直径約6 cm（500 mLのペットボトルが適当）となるように導線をていねいに巻き，インダクタを作製する．

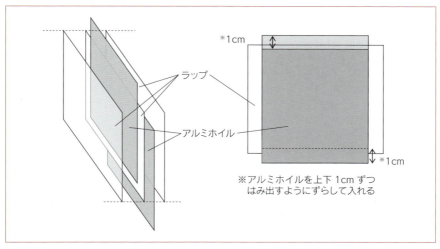

図7-20　キャパシタの作製
アルミホイルとラップの重ね方．

実習4　交流特性　173

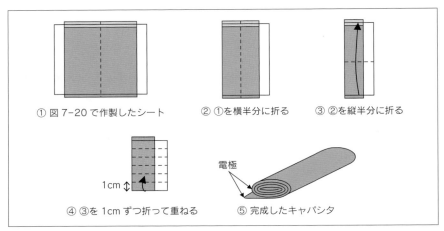

図 7-21 キャパシタの作製手順

(3) 周波数特性の測定
① デジタルマルチメータを用いて，自作したキャパシタのキャパシタンス［F］を測定する．さらに，自作したインダクタの抵抗値［Ω］を測定する．
② ファンクション・ジェネレータを正弦波，最大出力（5～10 V 程度）に設定し，周波数を 100 Hz ～1 kHz まで 100 Hz ごとに変化させたときのキャパシタ（またはインダクタ）の両端電圧，およびキャパシタ（またはインダクタ）に流れる電流をデジタルマルチメータで測定する（交流信号であることに注意）．
③ オームの法則を用いて，①，②で測定した値からインピーダンス Z_C，およびインピーダンス Z_L を計算し，グラフを作成する（表計算ソフトを用いてもよい）．

4) 考察・検討

電気回路実験の一般的な注意（p. 163～164）の実習報告書のまとめ方にしたがって，次の考察を中心にレポートをまとめよ．
① 測定結果から算出したキャパシタンス，インダクタンスを示せ．
② インピーダンス Z_L の周波数特性について考察せよ．

実習5　CR回路の過渡応答特性と周波数特性

1) 目的
抵抗（R）とコンデンサ（C）からなるCR回路を作製し，この回路に方形波および正弦波を入力し，過渡特性（時定数），微分・積分回路の周波数特性を測定し，CR回路の動作を理解する．

2) 実習機器・器具
ファンクション・ジェネレータ（FG），ブラウン管オシロスコープ，抵抗各種，コンデンサ各種

3) 実習方法
実験1　CR回路の過渡応答特性（時定数）の測定

微分回路に振幅Eのステップ電圧を加えると，出力電圧V_Rは，

$$V_R = E\varepsilon^{-1/CR} = E\varepsilon^{-1/\tau}$$

で表される．$\tau = C \cdot R$を時定数といい，単位は秒（s）である．

ステップ電圧が回路に加わった時刻を基準にして，電圧の振幅が37％まで減少する時間が微分回路の時定数ということになる．

積分回路に振幅Eのステップ電圧を加えると，出力電圧V_Cは，

$$V_C = E(1-\varepsilon^{-1/CR})$$

で表される．微分回路と同様に，ステップ電圧が加わった時刻を基準にして，電圧の幅が63％まで上昇する時間が積分回路の時定数ということになる．

図7-22の微分回路に，FG器より方形波を加えて周波数を適当に調整すると，立ち上がりが急峻で，その後，基線に近づく放電波形が観察できる．この波形をプリントアウトし，時定数を計測する（**図7-23a**）．

図7-22の積分回路に同様の波形を加えると，指数関数的に上昇し，最終値はEに等しくなる波形が観察できる．波形をプリントアウトし，時定数を計測する（**図7-23b**）．

実験2　微分・積分回路の周波数特性の測定

微分回路（CR回路）では高域通過型フィルタ，積分回路（RC回路）では低域通過型フィルタとなり，それぞれの遮断（カットオフ）周波数は，

$$f_c = \frac{1}{2\pi CR} = \frac{1}{2\pi\tau} \text{ Hz}$$

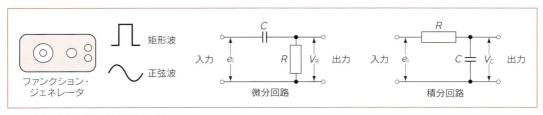

図7-22　RC回路の特性測定回路

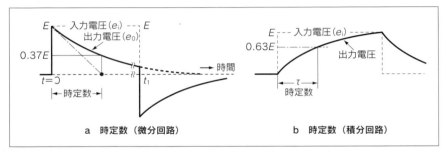

図 7-23 微分回路と積分回路の時定数

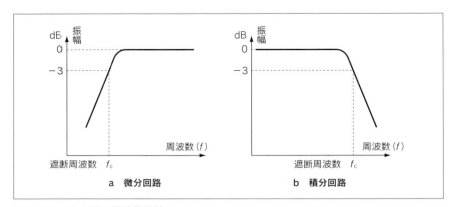

図 7-24 CR回路の周波数特性

で表される（図 7-24）．
　①遮断周波数を決め，コンデンサ値と抵抗値を決める．
　②図 7-22 の微分・積分回路に，FG より正弦波（振幅は一定）を入力する．
　③周波数を低周波→高周波へと変化させていき，それぞれの回路の端子電圧（V_R と V_C）を測定し，グラフ化し周波数特性を求める．
　④得られたデータは片対数グラフ用紙に記入する．
　⑤グラフより遮断（カットオフ）周波数を求め，理論値と比較する．
　　縦軸が $-3\,\mathrm{db}$（0.707 倍，$1/\sqrt{2}$）になる周波数が，それぞれ高域遮断周波数，低域遮断周波数である．

4）考察

　①遮断周波数と時定数との関係について説明せよ．
　②C, R の値を変えて，応答波形が変化することを観察せよ．
　③低域遮断フィルタおよび高域遮断フィルタとはどのようなものか．
　④それぞれの実験の理論値と測定データを比較し，その差について考察せよ．
　⑤微分回路，積分回路の組み合わせでさまざまなフィルタが構成できる．どのように組み合わせるのか．
〈注〉実験 1 の過渡応答をオシロスコープで観察する場合，入力は DC で行う．

実習6　オペアンプの基本特性

1）目的
　オペアンプ（または演算増幅器，operational amplifier）は，加減乗除などの演算をしたり，信号を増幅したりする素子である．以前はアナログコンピュータの演算用に用いられていたが，現在は高増幅率や直流増幅が可能なことなどの点を活かして，プリアンプ，コンパレータ，フィルタ，発振回路などさまざまな用途に利用されている．ここでは，オペアンプを用いた増幅回路について学ぶ．電圧増幅度・周波数特性の測定，入出力波形の観察よりオペアンプの基本的な動作と利用方法を理解するとともに，差動増幅回路を用いてオペアンプの同相成分除去についての動作を理解する．

2）実習機器・器具
　デジタルマルチメータ，各種接続用ケーブル，ファンクション・ジェネレータ，オシロスコープ，直流安定化電源，ブレッドボード，他

3）実習方法
　※機器の取り扱いについて（以下のセッティング）
　オシロスコープ：プローブ1倍，垂直軸入力結合：DC
　ファンクション・ジェネレータ：入力波形がバイアスされていた場合は，発振器のOFFSETつまみで合わせる．

（1）反転増幅回路・非反転増幅回路
　反転増幅回路・非反転増幅回路の動作特性を観察する．各々の回路の理論は，4章 p. 78～80（図4-14, 15）を参照のこと．図4-14 a，図4-15 aの回路を構成し，各種電圧波形，実効値などを測定する．ただし，各値は以下のとおりとする．
　R_i：1 kΩ，R_f：100 kΩ，オペアンプ電源 V＋，V－：＋15 V，－15 V，オペアンプ：TL071 CP
　①反転増幅回路（図4-14 a）を組み立てる．ただし，オペアンプ電源用直流電源以外の機器は接続しない．
　②作製した回路の入力インピーダンスと出力インピーダンスをデジタルマルチメータで測定する．ただし，オペアンプの駆動電源（±15 V）を加えた状態で測定する．
　③回路の入力端子に直流電圧を印加して，その際の出力電圧をデジタルマルチメータで測定する．ただし，入力電圧は 0.00～1.50 V（0.10 V間隔）とする．
　④次に，入力端子にファンクション・ジェネレータを接続し，v_1 として周波数1 kHz，最大値141 mV（実効値100 mV）の正弦波を加え，オシロスコープを用いて入・出力波形の観察を行い，グラフ用紙に記録する．
　⑤入力周波数を変化させて，オシロスコープで入力電圧，出力電圧の振幅値（最大値）を測定する．ただし，発振器の出力は最大値141 mV（実効値100 mV）の正弦波とする．なお，周波数は100 Hz～1 MHzまでとし，変化の大きいところは詳細に観察する．
　⑥入力電圧と出力電圧より各周波数での利得 [dB] を計算する．
　⑦次に，非反転増幅回路（図4-15 a）を組み立てる．ただし，オペアンプ電源用直流電源以外の機器は接続しない．上記②～⑥と同様の測定を行う．

(2) 差動増幅回路

オペアンプを用いた差動増幅回路の基本は減算回路である.

回路の 2 つの入力にかかる電圧を V_{i1}, V_{i2} とし, 入力 1 に流れる電流を I_1, 入力 2 に流れる電流を I_2 とする. オペアンプの入力インピーダンスは高いため, オペアンプのなかに I_1, I_2 は流れず, それぞれ抵抗 R_2, R_4 に流れる. また, オペアンプの 2 つの入力端子間の電位差は 0 V として動作するため (イマジナリショート), X 点と Y 点は等電位となる. したがって, $V_{i1} - R_1 \times I_1 = R_3 \times I_2$ (7-1) となる. また, 電流 I_1 については, $R_1 \times I_1 + R_3 \times I_1 = V_{i1} - V_o$ (7-2) が成り立つ. 電流 I_2 についても同様に, $R_2 \times I_2 + R_4 \times I_2 = V_{i2}$ (7-3) が成り立つ. したがって, 式 (7-1) から (7-3) までを整理すると,

$$\frac{R_1}{R_1 + R_2} V_o = \frac{R_2}{R_1 + R_2} V_{i1} + \frac{R_4}{R_3 + R_4} V_{i2} \quad (7\text{-}4)$$

となる. ここで, 単純化するために $R_1 = R_3$, $R_2 = R_4$ とすると, 式 (7-4) は, $V_o = \dfrac{R_2}{R_1} (V_{i1} - V_{i2})$ (7-5) となる. 式 (7-5) より, オペアンプに入力した 2 つの電圧の差 $(V_{i1} - V_{i2})$ だけを増幅していることがわかる. したがって, この回路を差動増幅回路とよぶ.

差動増幅回路の動作特性を観察する. **図 4-18** の回路を構成し, 各種電圧波形, 実効値などを測定する. ただし, 各値は以下のとおりとする.

R_1, R_3:1 k Ω, R_2, R_4:100 k Ω, オペアンプ電源 V +, V -: + 15 V, - 15 V, オペアンプ:TL071 CP

①**図 4-18** の差動増幅回路を組み立てる.

②オペアンプ電源用に直流安定化電源を接続する (±15 V はデジタルマルチメータで電圧をチェックする).

　※以下, 反転端子と非反転端子への入力 (差動増幅) は別々に行い (1 端子ずつ入力), 入力していない端子はアースする.

③反転入力端子 (v_{i1}) に発振器を接続し, v_i として周波数 1 kHz, 最大値 141 mV (実効値 100 mV) の正弦波を加える. オシロスコープを用いて入・出力波形の観察を行い, グラフ用紙に記録する.

④次に非反転入力端子 (v_{i2}) に発振器を接続し, v_i として周波数 1 kHz, 最大値 141 mV (実効値 100 mV) の正弦波を加える. オシロスコープを用いて入・出力波形の観察を行い, グラフ用紙に記録する.

⑤最後に, 同相信号の増幅を測定するため, 反転端子と非反転端子を短絡させて発振器を接続し, v_i として周波数 1 kHz, 最大値 141 mV (実効値 100 mV) の正弦波 v_{cm} を加える. オシロスコープを用いて入・出力波形の観察を行い, グラフ用紙に記録する.

4) 考察・検討

電気回路実験の一般的な注意 (p.163〜164) の実習報告書のまとめ方にしたがって, 次の考察を中心にレポートをまとめよ.

①反転増幅回路, 非反転増幅回路について, 各々理論式を導出して理論値と比較せよ.

②オペアンプの周波数特性において, 高域で利得が減少するのはなぜか.

③CMRR が低いと, 出力特性はどのような影響を受けるか.

実習7　生体電気信号（心電図）の計測

1）目的
　生体電気信号は微弱なため，その測定には装置側でさまざまな工夫がされている．本実習では，生体電気信号の例として心電図を用いて，心電計装置側で用いられている微弱信号を計測するための工夫について理解を深めることを目的とする．時間変化とともに連続して変化する微弱な心電図信号の計測に必要とされる，以下3つの計測を行う．
　(1)時定数の計測（時間変化に対応した入力回路特性）
　(2)周波数特性および誘導信号特性の計測（周波数特性に適した増幅回路特性，誘導信号振幅特性）
　(3)入力インピーダンスの計測（微小信号を忠実に取り込むための入力インピーダンス特性）
　本実習を理解するために，第5章生体情報の収集について学習を深めておくこと．

2）実習機器・器具
　直流安定化電源，ファンクション・ジェネレータ，オシロスコープ，デジタルマルチメータ
　12誘導心電計（アナログタイプ），抵抗器（100 Ω，100 kΩ，1 MΩ）

3）実習方法
(1) 時定数の計測
　①図7-25の回路を作製する．
　②直流安定化電源から出力がDC3 Vとなるように，デジタルマルチメータ（DM）で3 Vに調整する．
　③スイッチ（SW）を押し，入力3 Vを印加したときの心電図記録から時定数を計測する．アナログ心電計の場合は，出力波形が記録紙の枠内へ収まるよう，記録ペンをあらかじめ調整しておく．

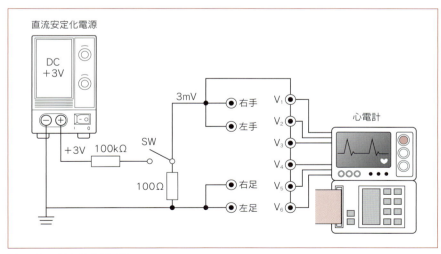

図7-25　時定数計測回路

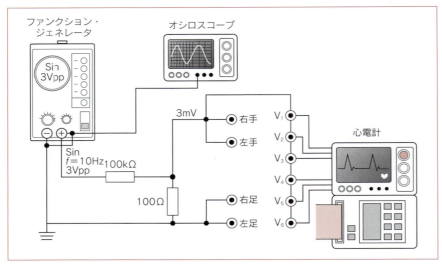

図 7-26　周波数特性・誘導信号特性計測回路

(2) 周波数特性および誘導信号特性の計測
〈周波数特性の計測〉
①図 7-26 の回路を作製する．
②ファンクション・ジェネレータから 3 Vpp，10 Hz の正弦波電圧を出力させ，心電計で 3 Vpp，10 Hz の正弦波電圧が出力されているのを確認する．なお，誘導は第Ⅱ誘導，または第Ⅲ誘導を用いる（図 7-26 のように，ファンクション・ジェネレータからの信号をオシロスコープへ入力させて波形を観察し，周波数，電圧値を確認するとより正確な測定ができる）．
③周波数を以下の範囲で変化させたときの出力波形を確認し，入力電圧（3 mVpp）に対する出力電圧の比（増幅度）から利得［dB］を計算し，横軸に周波数［Hz］（対数目盛），縦軸に利得［dB］を示した周波数特性のグラフを作成する．
測定周波数［Hz］：0.5, 1, 2, 5, 10, 20, 30, 50, 60, 70, 80, 90, 100, 120

〈誘導信号特性の計測〉
①図 7-26 の回路にて，心電計の出力波形が 2 Hz，3 mVpp となるよう低周波発振器の出力を調整する．
②このとき，各誘導信号の大きさが異なることを記録し確かめる．
なお，予想される心電図の振れ幅 pp を表 7-1 に示した．

(3) 入力インピーダンスの計測
①図 7-27 の回路にて，心電計の出力波形が 2 Hz，3 mVpp となるよう低周波発振器の出力を調整する（図 7-27 のように，低周波発振器からの信号をオシロスコープへ入力させて波形を観察し，周波数，電圧値を確認するとより正確な測定ができる）．
②SW を ON（1 MΩ の抵抗器を短絡）にしたときの第Ⅱ誘導（または第Ⅲ誘導）の出力波形を確認・記録する．
③次に SW を OFF にして出力波形を記録し，SW が ON および OFF のときの振幅比を計算する．この結果から，心電計の電極間での入力インピーダンスを以下の計算例を参考に計算する．

表 7-1 予想心電図振れ幅 pp [mV]

四肢誘導	第Ⅰ誘導	第Ⅱ誘導	第Ⅲ誘導	
	0 mV	3 mV	3 mV	
単極誘導	aV_R	aV_L	aV_F	胸部誘導：$V_1 \sim V_6$
	$\frac{3}{2}$ mV	$\frac{3}{2}$ mV	-3 mV※	1 mV

※マイナス（－）は反転を意味する．

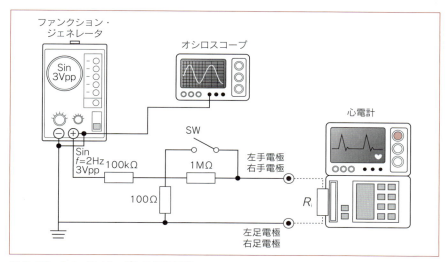

図 7-27 入力インピーダンス測定回路

〈入力インピーダンスの計算方法〉

　心電計の入力インピーダンスを R_i，SW を OFF の状態（入れる前）の振幅 E_off と，SW を ON にしたときの振幅 E_on の比は，

$$E_\text{off} = E_\text{on} \times \frac{R_i}{(R_i+1)} \tag{7-6}$$

$$\therefore R_i = \frac{E_\text{off}}{E_\text{on}-E_\text{off}} \tag{7-7}$$

※インピーダンス R_i と 1 は MΩ 単位とする．
として求めることができる．

4）考察・検討

　電気回路実験の一般的な注意（p.163～164）の実習報告書のまとめ方にしたがって，次の考察を中心にレポートをまとめよ．
　①心電計の標準時定数が 3.2 s に設定されている意味を考えよ．
　②心電計の周波数特性の結果から，低域および高域遮断周波数を求めよ．
　③心電計の各誘導信号の大きさが異なる理由を，誘導法の原理から考えよ．
　④心電計の入力インピーダンスが小さい場合，心電図信号はどのように計測されるか．また，その理由を式（7-6），（7-7）を用いて説明せよ．

実習8　各種トランスデューサ（変換器）の特性

1）目的
　生体信号は，電気信号に変換し記録されることが多い．電気信号に変換するものをトランスデューサ（変換器）またはセンサとよぶ．センサには半導体が利用されることも多い．本実習では，そのなかからサーミスタと光伝導セル（CdS）をとりあげ，その特性および応用について理解する．

　サーミスタは温度によって電気抵抗が大きく変化する感温半導体である．白金などの金属抵抗線に比べて，10倍程度も大きな負の抵抗温度係数をもっている．

　CdS（硫化カドミウム）セルは光子が入射すると導電率が増加（光電効果）する半導体素子で，光導電セルともいう．つまり，光の強度に応じて抵抗値が変化するという特性がある．電気回路のなかでは抵抗器として扱われる．光電式脈波計は，この特性を応用したものである．

2）実習機器・器具
　照度計，電圧計，電流計，オシロスコープ，サーミスタ，光伝導セル（CdS），電源（DC6〜9V），温度計，ビーカー，アルコールランプ，変圧器

3）実習方法
(1) サーミスタの温度特性
① 図7-28のようにサーミスタを接続し，温度計の読み（横軸）とそれに対する電流（縦軸）を記録する（電流測定時には，電圧が5Vと一定になるよう調整する）．水温は0℃（氷水）から上昇させる．
② オームの法則からサーミスタの温度ごとの抵抗を求め，温度-抵抗（電圧／電流）特性曲線を描く（図7-29）．

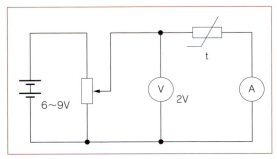

図7-28　サーミスタの特性測定回路

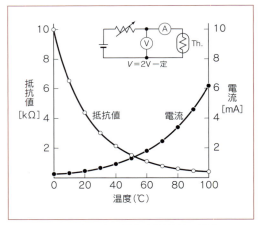

図7-29　サーミスタの温度-抵抗特性の測定

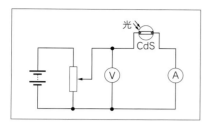

図 7-30　CdS の特性測定回路

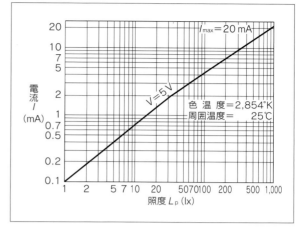

図 7-31　CdS の特性の一例

(2) 光伝導セル（CdS）の特性
① 図 7-30 のように CdS を接続する．
② 受光面を指などで塞ぎ，抵抗を測定する．
③ 受光面に当てる照明装置の電圧を変圧器（スライダックなど）で変化させ，段階的に照度を変化させ，その都度，電流と照度を記録する（このとき，電圧は 5 V と一定になるよう調整する）．
④ 受光面照度と電流の関係をプロットする（図 7-31）．

【参考：脈波の観察】
CdS の受光面を指先に密着させ，反対側からレーザー光を照射し，オシロスコープで観察すると，心拍に同期した波形の揺れが観察される．

4）考察
① サーミスタの抵抗が温度によって変化する理由を考えよ．
② サーミスタ温度計と水銀温度計の諸特性を比較せよ．
③ CdS の抵抗が光量によって変化する理由を考えよ．
④ CdS が利用されている機器にはどのようなものがあるか．
⑤ サーミスタ温度センサ，CdS の特徴と長所，短所を考察せよ．

実習9　ME機器の安全対策

　ME機器は，生体信号を計測したり，生体にエネルギーを加える治療に用いられる．また，その使用場所も手術室など特殊な場所であることが多い．したがって，ME機器は一般の工業用計測機器，電子機器などとは異なり，より厳しい使用上の配慮が必要となってくる．ME機器の使用上で特に注意すべきことは，生体に対する電気ショック（電撃）である．生体への電撃の原因としていくつか考えられるが，

　①破損したプラグや電源コードに直接触れる，あるいはME機器の絶縁不良により商用交流電源が直接人体と接続される場合
　②ME機器の漏れ電流による場合（**表7-2**）

に大別される．

1) 目的

　医療機器を使用するにあたって，患者および操作者などの安全性を確保するための安全性点検は重要である．本実習では漏れ電流測定回路（MD），または専用の測定用器具（漏れ電流チェッカ）を用いて，各種漏れ電流の測定原理，および種々の漏れ電流の測定方法を理解し，ME機器の安全性について理解する．

2) 実習機器・器具

　漏れ電流測定回路（MD），3P-2P変換アダプタ，テーブルタップ，デジタルマルチメータ（DM），ME機器（心電計，筋電計など），一般機器（洗濯機，冷蔵庫など）

3) 実習方法

　MDを用いてJIS T 0601-1:2017に規定された方法で，接地漏れ電流の測定（**図7-32**），接触電流（**図7-33**），患者漏れ電流［患者接続部から大地への電流］（**図7-34**）を測定する．

　①測定する機器のプラグを3P-2P変換アダプタに接続する．この状態で壁面3Pコンセントに差し込む．
　②DMの設定を交流電流測定に，測定レンジを100Vにする．
　③測定対象機器の電源を投入する．
　④DMの感度を上げていき，電圧値（mV単位）を測定する．
　⑤測定した値を1kΩで割った値を各々の「○○漏れ電流値」とする．
　⑥測定対象機器の電源を切り，プラグを逆向きにコンセントに差し込み，同様に測定する．

表7-2　漏れ電流の概要

接地漏れ電流	保護接地線（アース線）を流れる漏れ電流
接触電流	機器外装から大地に（操作者などを介して）流れる漏れ電流
患者接続部から大地への電流	装着部から大地に（患者を介して）流れる漏れ電流
信号入出力部（SIP/SOP）へ外部電圧を印加した場合の電流	信号入出力部にのった電源電圧によって装着部から大地に（患者を介して）流れる漏れ電流

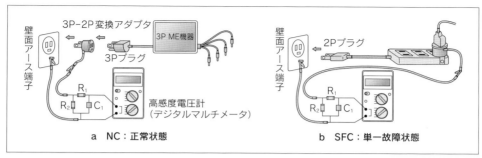

図7-32 接地漏れ電流の測定

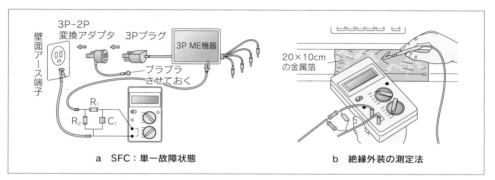

図7-33 接触電流の測定

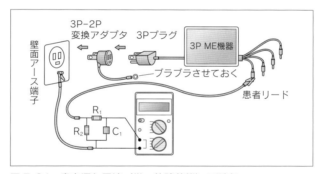

図7-34 患者漏れ電流（単一故障状態）の測定

⑦その結果，値の大きいほうを測定対象機器の漏れ電流とする．
⑧前述の①〜⑦について，各々3種類の漏れ電流について，正常状態と単一故障状態で測定する．

4）考察・検討

電気回路実験の一般的な注意（p.163〜164）の実習報告書のまとめ方にしたがって，次の考察を中心にレポートをまとめよ．
①漏れ電流はどこへ流れていくか．電気安全面から考察せよ．
②ミクロショック，マクロショックの相違点について，刺激閾値と対象とする治療などの観点からまとめよ．
③合計患者漏れ電流について調べよ．

索 引

和文索引

あ

アース …………………34, 163
アース線 …………………157
アナログ回路 …………………69
アナログ信号 …………………69
アナログ変調 …………………93
アノード …………………63
アンペア …………………33
アンペロメトリック法 …………127
圧較差 …………………119
圧縮荷重 …………………14
圧電素子 …………………112
安全限界エネルギー …………143
安全対策 …………………185

い

イオン化傾向 …………………100
イオン電極FET …………………129
インダクタ …………………49, 173
インダクタンス …………………49
インバータ回路 …………………86
インピーダンスプレチスモグラム
…………………149
インピーダンスマッチング …… 131,
132
医学 …………………1
医用コンセント …………………156
医用工学 …………………1
医用室 …………………155, 162
医用生体工学 …………………1
医用赤外線画像 …………………121
医用接地センタ …………………156
医用接地端子 …………………156, 157
医用接地方式 …………………155
医用電気機器 …………………155
医用電子回路 …………………69
医療情報システム …………………5
位相差 …………………46

位相偏移変調 …………………95
位置情報 …………………140
異方性 …………………8, 15
閾値 …………………12
一般非常電源 …………………160

う

うず電流 …………………25

え

エージング …………………104
エネルギー …………………7
エミッタ …………………65
エミッタ接地増幅回路 …………75
エリアシング …………………90
エンハンスメント形 …………………68
永久ひずみ …………………15
液晶 …………………141
液晶ディスプレイ …………………137
液晶ディスプレイ装置 …………136
液晶表示器 …………………136, 137
液晶物質 …………………137
塩化膜 …………………104
塩化膜電極 …………………104
塩素イオン …………………12

お

オーム …………………35
オームの法則 …………11, 35, 36, 171
オシロスコープ …………………168
オフセット電圧 …………………101
オペアンプ …………………76, 177
応力 …………………13, 14
横弾性率 …………………15
音の伝搬 …………………16
音響に対する特性 …………………16
音響的振動 …………………112
音速 …………………16
音波 …………………16

か

カソード …………………63
カップリングキャパシタ …………75
カプノメータ …………………128
カラー液晶ディスプレイ …………137
カリウムイオン …………………12
カロメル電極 …………………125
ガラス電極 …………………125
ガルバノメータ …………………134
がん組織 …………………28
化学センサ …………………106, 128
化学量センサ・トランスデューサ
…………………125
加算回路 …………………79
可視光 …………………21, 23
可聴音 …………………16
可動コイル型 …………………114
可変容量型コンデンサ …………111
価電子 …………………60
荷重 …………………14
過失誤差 …………………107
過電流遮断器 …………………158
過渡応答 …………………82
過渡現象 …………………56, 57
開路 …………………147
拡散現象 …………………63
核磁気共鳴画像装置 …………………24
片側接地配線方式 …………158, 159
形別分類 …………………147
杆（桿）体 …………………22
患者測定電流 …………………148
患者漏れ電流 ………… 148, 150, 185
感知電流閾値 …………………145
緩和時間 …………………139
眼球 …………………22

温度依存性 …………………9
温度計 …………………134

索 引 187

き

キャパシタ	51, 173
キャビテーション	19
キャリア	61
キルヒホッフの法則	39
気量	117
帰還型発振回路	88
記録器	133
基準電位	43
基線変動	101
基礎絶縁	146
器官	9
輝度変調	137
機械的性質	13
逆方向バイアス	64
逆方向電圧	64
逆方向電流	64
吸収係数	16
吸収線量	29
共振現象	25
共振特性	51
筋	10
筋磁図	105
銀電極	104

く

クーロン	32
クラーク電極	127
クラス I の ME 機器	146
クラス II の ME 機器	146
グランド	34
空乏層	63
偶然誤差	107

け

ゲージファクタ	108
ゲート	66
ゲルマニウム	59
系統誤差	107
計測制御システム	1
経時変化	9

経皮的血液ガス分圧測定電極	127
経皮的血液ガス分析	143
傾斜磁場	140
血圧トランスデューサ	109
血液	23
血液循環による熱の移動	21
血流速計測	119
結合組織	10
減衰	17, 18
減衰係数	16, 17, 18

こ

コイル	49
コレクタ	65
コンダクタンス	35
コンデンサ	51, 52, 100
コンプライアンス	109
コンベックス走査	138
呼気二酸化炭素モニタ	128
固定化酵素	130
固有音響インピーダンス	16, 18
弧度法	46
個体	9
個体差	15
誤差	107
工学	1
工具	165
公理	84
光学的性質	22
光学特性	22, 23
光起電力効果	122
光像式電磁オシログラフ	134
光電管	123
光電子増倍管	124
光電子放出効果	123
光電式指先容積脈波	123
光電変換素子トランスデューサ	121
光導電効果	122
光量子型	121
光量子型センサ単素子	142
交流	43
交流回路	43
交流電源	44, 69
交流電流	33

交流特性	173
交流無停電電源装置	161
恒温動物	19
後方散乱係数	16, 18
高域遮断フィルタ	150
高域遮断周波数	81
高域通過フィルタ	83
高周波磁界	25
高周波電磁波	25
酵素センサ	130
興奮性細胞	12
興奮性組織	10
合計患者漏れ電流	148
合成抵抗	36, 37, 38

さ

サーボモータ	135
サーマルアレイ記録装置	136
サーミスタ	115, 119
サーミスタボロメータ	121
サーモグラフィ	21
サーモグラフィ装置	141
サーモパイル	121
サンプリング周期	90
サンプリング周波数	90
サンプリング定理	90
作用エネルギー	20
差圧トランスデューサ	116
差動トランス	110, 111
差動増幅	80
差動増幅回路	80, 81
差動増幅器	100
再分極	13
細胞外液	10, 12
細胞内液	9, 10, 12
細胞膜	9, 12
最外殻電子	60
最小感知電流	144, 145
歳差運動	139
皿電極	100
散乱	17, 18

188 索 引

し

シフトレジスタ	136
シリコン	59, 60
シンチレーションカウンタ	124
ジーメンス	35
ジュールの法則	42
ジュール熱	42
ジョセフソン接合部	104
仕事	42
仕事率	42
弛張型発振回路	88
脂質	9
紫外線	21, 23
自家用発電装置	160
自己インダクタンス	49
自己誘導	49
自動平衡型記録器	135
自由電子	33, 60, 61
時定数	56, 57, 72, 82
時定数回路	103
磁界	24
磁気	24
磁気シールド	105
磁気共鳴画像装置	139
磁性体	11, 27
磁束密度	25
色素沈着	23
実効線量	29
実効値	47
主作用	143
周期	45
周波数	17, 45
周波数依存性	8, 145
周波数特性	9, 81, 105
周波数分析	140
周波数変調	94
周波数偏移変調	95
縦弾性係数	15
瞬時値	45
順方向バイアス	64
順方向電圧	64
順方向電流	64
商用交流	13

商用交流電源	33, 44, 144
硝子体	22
焦電効果	124
衝撃波	19
上皮組織	9
心音用マイクロホン	112
心磁図	26, 105
心室細動	13
心室細動電流	144
心電図	13, 179
心電図モニタ装置	137
神経	10
信号源インピーダンス	131
真性半導体	60
振動・音響トランスデューサ	112
振幅変調	93
振幅偏移変調	95
深部体温計	120

す

ステファン・ボルツマンの式	121
ステファン・ボルツマンの法則	141
ステファン・ボルツマン定数	121
ストレンゲージ	107
スワン・ガンツカテーテル	116
ずり応力	16
図記号	149, 151
水晶体	22
水素イオン濃度	125
睡眠時無呼吸症候群	110
錐体	22

せ

セクタ走査	138
セバリングハウス型電極	126
センサ	3, 99
ゼーベック効果	120
せん断ひずみ	14
せん断荷重	14
正弦波	92
正弦波交流	47
正弦波交流の実効値	48

正弦波交流電圧	45
正孔	61
正常状態	149
生体の電気現象	97
生体の物理現象	97
生体計測	2
生体計測装置	97
生体現象	2
生体情報	97
生体情報検出用トランスデューサ	97
生体情報収集	97
生体信号記録	133
生体信号記録装置	133
生体信号検査装置	133
生体電気現象	97
生体電気信号	13
生体電気導出法	99
生体内可視化技術	4
生体軟組織	17
生体物性	7
成分ガスセンサ	127
静止電位	100
静磁界	25
静的な磁界	24
静電気	32
静電気力	32
静電誘導	32
静電容量	51
静特性	64
整合性	131, 132
整流回路	70
整流平滑化回路	71
整流用ダイオード	65
赤外光	23
赤外線	21
赤外線センサ	141
赤外線検出素子	121
積分回路	59, 78
接合型電解効果トランジスタ	132
接合形	66
接合形 FET	67
接触電流	148, 185
接地	34, 163
接地漏れ電流	148, 185

絶縁トランス …………………158	帯域通過フィルタ …………83, 84
絶縁監視装置 …………………159	帯域幅…………………………81
絶縁体……………………………59	帯電……………………………32
絶縁破壊 ………………………158	脱分極…………………………13
絶縁物 ……………………12, 59	縦ひずみ………………………14
絶縁変圧器………………158, 159	縦波……………………………16
絶対温度………………………21	単安定マルチバイブレータ ……89
先端応用検査支援技術…………4	単一故障 ………………………147
先端的臨床検査 …………………3	単一故障状態 …………………149
線形……………………………8	単極導出法 ……………………100
全波整流回路……………………71	蛋白質……………………………9
全波整流波形 …………… 71, 72	蛋白質の変性 …………………19
	断線 ……………………………147
そ	断熱体積弾性率 …………………16
	弾性……………………………15
ソース……………………………66	弾性変形………………………15
ソースフォロア出力型 …………132	弾性率……………………15, 109
組織……………………………22	
粗密波……………………………16	**ち**
塑性……………………………15	
塑性変形………………………15	地磁気…………………………25
双安定マルチバイブレータ ……89	治療効果 ………………………143
双極導出法……………………100	力………………………………13
走査……………………………137	中性子線………………………28
走査線…………………………137	超音波……………………………16
増幅……………………………69	超音波の生体作用………………19
増幅回路 ……………69, 73, 75	超音波画像表示器………………137
増幅器…………………………73	超音波伝搬速度 ………………118
増幅度…………………………73	超伝導量子干渉素子……………104
臓器………………………………9	超電導磁石 ……………………140
速度型トランスデューサ………114	直記録 …………………………133
測定誤差 ………………………107	直線性 …………………………106
測定用器具 ……………………149	直流回路 …………………33, 41
測定用電源ボックス……………152	直流電源 …………… 33, 44, 69
	直流電流…………………………33
た	直列共振………………………56
	直列接続 …………………35, 37
タウ……………………………56	直記式記録器 …………………134
ダイオード ………………63, 70	
ダイナミックレンジ……………97	**つ**
太陽光…………………………23	
体温測定用トランスデューサ…119	ツェナーダイオード……………65
体積導体………………………99	追加保護手段 …………………146
対流……………………………21	通信技術…………………………4
帯域除去フィルタ …………83, 84	

て	
テスタ…………………………165	
テフロン膜 ……………………126	
テレビモニタ …………………142	
デシベル…………………………73	
デジタルスキャンコンバータ …138	
デジタル回路 …………………84	
デジタル変調 …………………94	
デプレッション形………………68	
低域遮断周波数 …………………81	
低域通過フィルタ………………83	
低周波磁界………………………25	
抵抗 ………………32, 34, 41, 48	
抵抗温度係数 …………………115	
抵抗器……………………48, 171	
抵抗線変位素子 ………………107	
抵抗率 ……………………11, 41	
定常状態………………………56	
定電圧ダイオード………………65	
定理……………………………84	
電圧 …………………… 32, 34	
電圧計 …………………………152	
電圧降下…………………………36	
電圧・電流波形………………49	
電圧増幅素子 …………………132	
電圧則…………………………40	
電荷……………………………32	
電界効果トランジスタ……75, 129	
電解質……………………………10	
電気エネルギー …………………42	
電気メス………………………20	
電気化学センサ ………………129	
電気回路………………………31	
電気現象………………………31	
電気的安全対策 ………………143	
電気的性質 ……………………11	
電気的等価回路…………99, 102	
電気量…………………………32	
電気量保存の法則………………32	
電気2重層 ……………………100	
電極センサ ……………………125	
電極電位 ………………………100	
電撃 ……………13, 143, 145, 184	

電源回路····················· 69, 70
電子回路····························· 69
電子線····························· 28
電子走査····························· 137
電子体温計··························· 119
電磁血流計··························· 118
電磁波················· 21, 24, 28
電磁波放射線························· 28
電磁誘導····················· 25, 26
電磁誘導型トランスデューサ··· 118
電離····························· 28
電離放射線··························· 27
電流····················· 32, 34
電流帰還バイアス回路··············· 75
電流増幅率··························· 66
電流則····························· 39
電力····························· 43
電力増幅度··························· 73
電力利得··························· 73
電力量····························· 42

と

トランジスタ··········· 63, 65, 75
トランジットタイム法··········· 118
トランスデューサ··· 3, 97, 99, 104,
　　105, 106, 182
ドナー····························· 62
ドプラ効果························· 118
ドプラ法··························· 118
ドプラモード······················ 138
ドリフト··························· 101
ドリフト雑音······················ 103
ドレイン··························· 66
透過····························· 18
透磁率····················· 11, 25
等価線量··························· 29
等電位接地························· 157
等電位接地システム··········· 153, 157
同相除去比························· 80
導体····························· 59
導通····························· 70
導電率····························· 11
特別非常電源······················ 161
突然変異··························· 23

な

ナイキスト周波数·················· 90
ナトリウムイオン··················· 12
内部電源 ME 機器················· 147

に

ニュートン························· 42
ニュートン流体····················· 16
入力インピーダンス················ 98

ね

ねじりモーメント··················· 14
熱の移動··························· 21
熱・温度トランスデューサ······ 119
熱検知型··························· 121
熱作用····················· 19, 23
熱産生····························· 19
熱的安全性························· 19
熱伝導····························· 21
熱伝導率··························· 21
熱電対····························· 120
熱電対トランスデューサ·········· 120
熱放散····························· 19
熱放射トランスデューサ·········· 120
粘性····························· 15
粘弾性····························· 105
粘弾性体··························· 15
粘弾性的性質······················ 15
粘弾性特性··················· 13, 15

の

脳磁図····················· 26, 105

は

ハーゲン・ポアズイユの式······ 116
ハイパーサーミア········ 20, 25, 120
バイオセンサ··············· 128, 130
バイポーラトランジスタ····· 65, 68,
　　75

バッファ増幅器···················· 132
パルス位置変調····················· 94
パルスオキシメータ··············· 122
パルス振幅変調····················· 94
パルス波················· 92, 119
パルス発振回路····················· 88
パルス幅変調······················· 94
パルス符号変調····················· 94
パルス列··························· 92
波長····························· 17
配向····························· 23
配向膜····························· 137
排他的論理和······················· 87
媒質の密度························· 16
白内障····························· 22
白金線流量トランスデューサ··· 116
発がん····························· 24
発光ダイオード··················· 122
発熱····························· 20
発熱量····························· 42
針電極····························· 100
反射····························· 18
反転増幅回路················· 77, 78
半導体····························· 59
半導体ストレンゲージ··········· 108
半波整流回路······················· 70
半波整流波形······················· 70
搬送波····························· 92
晩発効果··························· 28

ひ

ビデオプリンタ··················· 139
ビデオレコーダ··················· 139
ピークツーピーク値················ 44
ピエゾ抵抗効果··················· 108
ピンチオフ························· 67
ひずみ····························· 14
比較回路··························· 80
比抵抗····························· 108
比透磁率··························· 25
比熱····························· 20
比例定数··························· 35
比例辺····························· 41
皮膚····························· 22

索　引　191

否定 ··························86	不分極電極 ·················103	ボルツマンの法則 ·············21
非ニュートン流体 ·············16	負荷 ··························43	ボルテージフォロワ ··········79
非圧縮性物体 ················15	符号化 ·······················90	ポアソン比 ··················15
非磁性体 ················11, 25	副作用 ······················143	ポーラログラフ法 ············126
非常電源 ···················160	復号化 ·······················91	ポテンショメータ ············107
非接地配線方式 ········158, 159	復調 ··························92	ポテンショメトリック法········126
非線形現象 ···················8	輻射 ··························21	ポリソムノグラム検査·········110
非線形性 ···············8, 13, 15	物性値 ·························8	保護接地 ················146, 155
非導通 ······················70	物理的エネルギー ·········97, 143	保護接地線 ·············146, 157
非反転増幅回路 ·········77, 78	物理量センサ・トランスデューサ	補間 ··························91
被変調波 ····················92	·······················107	補数 ··························85
微分回路 ·················58, 78	噴射式記録器 ···············135	放射 ··························21
光 ··························21	分解能 ·······················90	放射線 ·······················27
光ファイバー ················112	分極 ··························13	放射線感受性 ················28
光の波長 ····················21	分極電圧 ····················100	放射線治療 ··················28
光検知型 ···················121	分電盤 ······················158	放射線同位元素 ··············28
歪ゲージ ···················107		放射線量 ····················29
人の体温変化 ················20	**へ**	放電 ··························57
表面電極 ···················100		
標本化 ······················90	ヘマトクリット ···············23	**ま**
標本化定理 ··················90	ヘモグロビン ················23	
病院電気設備 ···············154	ヘンリー ·····················49	マクロショック ········13, 144, 156
病院電気設備の安全基準 ······154	ベース ·······················65	マルチバイブレータ ···········88
	ベルヌーイの定理 ·············34	曲げモーメント ···············14
ふ	ペルチェ効果 ················120	
	ペン書き記録器 ···············134	**み**
ファラド ·····················51	平滑回路 ·····················71	
ファンクション・ジェネレータ	平均値 ·······················47	ミクロショック ·······13, 144, 157
·······················168	平均電力 ·····················47	みかけの粘性率 ···············16
フィルタ回路 ············69, 83	平衡電位 ·····················13	未知抵抗 ····················40
フールプルーフ ···············3	平衡辺 ·······················41	水 ··························10
フェイルセーフ ···············3	並列接続 ·····················38	
フォトダイオード ············123	変位・圧力トランスデューサ···107	**む**
フォトトランジスタ········112, 123	変位型トランスデューサ········112	
フォトマル ··················124	変換器 ··············97, 105, 182	ムーアの法則 ················75
フライシュ型流量計 ··········116	変調 ··························92	無安定マルチバイブレータ·······89
フレームレート ···············142	偏向フィルタ ·················137	無停電非常電源 ·············161
フレミングの左手の法則········118	弁別比 ·······················80	
フローティング回路 ··········147		**め**
ブール代数·····················84	**ほ**	
ブラウン管 ··················137		メラニン ·····················23
ブリッジ回路 ·········40, 108, 109	ホイートストンブリッジ回路·····40	
ブレーカ ····················158	ホール ·······················61	**も**
不関電極 ····················100	ホール素子 ··················104	
不純物半導体 ················62	ホットスポット ···············26	漏れ電流····················149, 150

漏れ電流測定用器具 ·············· 150
網膜 ······························22

や

ヤング率 ·························15

ゆ

ユニポーラトランジスタ ··········75
誘電率 ··························11
誘導リアクタンス ···············50
誘導性 ·························53

よ

洋白電極 ·······················104
容積導体 ·······················99
容量リアクタンス ···············51
容量性 ·························54
陽子線 ·························28
横ひずみ ·······················14

ら

ラーモアの式 ···················139
ラジオ周波数 ···················139
らせん電極 ·····················100

り

リアクタンス ···················52
リサージュ図形 ·················117
リップル率 ···················72, 73
リニア走査 ·················137, 138
リリー型流量計 ·················116
利得 ··························73
理工学 ························1
離脱限界電流 ···················144
力学的性質 ·····················13
流速・流量トランスデューサ ···115
流量 ···························117
粒子放射線 ·····················28
量子化 ·························90
量子化誤差 ·····················90

量子化単位 ·····················90
臨床検査 ·······················2, 3
臨床検査データ ·················97

れ

レーザメス ·····················20
連続の式 ·······················34
連続波 ·························92

ろ

論理ゲート ·····················85
論理回路 ···················84, 85
論理積 ·························85
論理代数 ·······················84
論理和 ·························85

数字

3 P コンセント ·············146, 157
3 P 電源プラグ ·················146

ギリシャ文字

α 線 ···························28
β 線 ···························28
γ 線 ···························28
τ ···························56, 59
Ω ·····························35

欧文索引

A

A モード ·······················137
AD 変換 ···················89, 91, 98
Ag-AgCl 電極 ···················125
AM ···························93
amplitude modulation ···········93
amplitude shift keying ···········95
AND ゲート ·····················85
ASK ···························95

B

BEF ·························83, 84
BF 形装着部 ····················147
BPF ·························83, 84
B 形装着部 ····················147

C

C ···························32
CR 回路 ·······················175
carrier ·························92
CF 形装着部 ····················147
CMRR ·························80
CO_2 ガスセンサ ·················127
coding ·························90
common mode rejectionratio ···80
complement ·····················85
CO ガスセンサ ·················127

D

DAC ·························92
DA 変換 ···················89, 91
dB ···························73
decoding ·······················91
demodulation ···················92
digital to analog converter ···92
DSC ·························138

E

EPR システム ·············153, 157
equipotential patient reference
　system ·····················157
Exclusive OR ···················87
Ex-OR ·························87
Ex-OR ゲート ···················87

F

F ···························51
FET ···················66, 75, 129
FFT 解析 ·······················98

FM ···94
frequency modulation ···············94
frequency shift keying ···········95
FSK ···95
ƒ特 ···81

H

H ···49
He ガスセンサ ·······················127
His 束心電計 ···························147
HPF ···83

I

interpolation ·····························91
ion sensitive FET ··················129
ISFET ·······································129

J

J–FET ·································66, 132
JIS T 1022 ·······························154

L

LCD ·································137, 141
least significant bit ················90
LED ································65, 122
LED ディスプレイ ················142
light emitted diode ·················65
LPF ···83
LSB ···90

M

Mモード ·······························138
metal oxide semiconductor ·····66
ME 機器 ···································155
ME 機器のクラス別分類 ·········146
MIL 規格 ···································87
modulation ·······························92

MOSFET ·······················66, 68, 75
MRI ······································24, 139
MRI 画像表示器 ·······················137

N

N ···42
N_2 ガスセンサ ·······························127
NAND ゲート ···························86
NOR ゲート ·····························86
NOT ゲート ·····························86
n 型半導体 ·······························62

O

operational amplifier ···············76
OP アンプ ·······························76
OR ゲート ·······························85

P

PAM ···94
PCM ···94
Pco_2 電極 ·······························126
PD ···65
Pertier effect ·························120
phase shift keying ···················95
photo diode ·····························65
pH 計 ·······································134
pH 電極 ···································125
pn 接合ダイオード ···················63
Po_2 電極 ·······························126
PPM ···94
PSK ···95
pulse code modulation ···········95
PWM ···94
p 型半導体 ·······························62

Q

quantizing ·······························90

R

RC 直列回路 ·······················54, 55
RF ···139
RGB ···137
RI ···28
RLC 直列回路 ···························51
RL 直列回路 ·····························54
RMS 値 ·····································47
root mean square value ···········47

S

S ···35
sampling ···································90
Seebeck effect ·······················120
SN 比 ·······································83
SQUID ·····································104
SQUID 磁束計 ···················27, 105
superconducting quantum inter-
  ference device ···················104

T

time constant ·························57

U

UPS ···161

V

volume conductor ···················99

X

X 線 ···28

【編者略歴】

嶋 津 秀 昭（しま づ ひで あき）

1974年　早稲田大学理工学部機械工学科卒業
　　　　東京医科歯科大学医用器材研究所専攻生修了
1975年　東京医科歯科大学医用器材研究所計測機器部門文部技官
1980年　北海道大学応用電気研究所メディカルトランスデューサ部門助手
1982年　杏林大学講師（医学部第2生理学教室）
1993年　杏林大学教授（保健学部生理学教室）
2006年　杏林大学教授（保健学部臨床工学科生理学・生体工学研究室）
2018年　北陸大学教授（医療保健学部医療技術学科）

中 島 章 夫（なか じま あき お）

1991年　慶應義塾大学理工学部電気工学科卒業
1993年　慶應義塾大学大学院理工学研究科電気工学専攻前期博士課程修了
　　　　防衛医科大学校医用電子工学講座助手
1999年　日本工学院専門学校臨床工学科科長
2006年　東京女子医科大学大学院医学研究科先端生命医科学系専攻後期博士課程修了
　　　　杏林大学助教授（保健学部臨床工学科）（先端臨床工学研究室）
2007年　杏林大学准教授（保健学部臨床工学科）
2020年　杏林大学教授（保健学部臨床工学科）
　　　　現在に至る　博士（医学）

最新臨床検査学講座
医用工学概論　　　　　　　　　　　　　ISBN978-4-263-22374-1

2018年 3 月10日　第1版第1刷発行
2023年 1 月10日　第1版第8刷発行

編　者　嶋 津 秀 昭
　　　　中 島 章 夫
発行者　白 石 泰 夫

発行所　医歯薬出版株式会社

〒113-8612　東京都文京区本駒込1-7-10
TEL （03）5395-7620（編集）・7616（販売）
FAX （03）5395-7603（編集）・8563（販売）
https://www.ishiyaku.co.jp/
郵便振替番号 00190-5-13816

乱丁，落丁の際はお取り替えいたします　　　　　印刷・あづま堂印刷／製本・愛千製本所

© Ishiyaku Publishers, Inc., 2018. Printed in Japan

本書の複製権・翻訳権・翻案権・上映権・譲渡権・貸与権・公衆送信権（送信可能化権を含む）・口述権は，医歯薬出版（株）が保有します.
本書を無断で複製する行為（コピー，スキャン，デジタルデータ化など）は，「私的使用のための複製」などの著作権法上の限られた例外を除き禁じられています.また私的使用に該当する場合であっても，請負業者等の第三者に依頼し上記の行為を行うことは違法となります.

JCOPY ＜出版者著作権管理機構 委託出版物＞
本書をコピーやスキャン等により複製される場合は，そのつど事前に出版者著作権管理機構（電話 03-5244-5088，FAX 03-5244-5089，e-mail : info@jcopy.or.jp）の許諾を得てください.